T0274463

HERBOLARIA

MARIÁN DE LLACA
HERBOLARIA

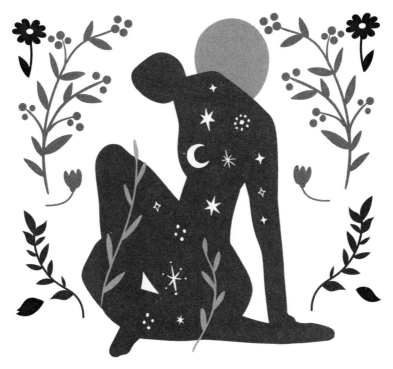

Una aliada para tu sanación

Grijalbo

El papel utilizado para la impresión de este libro ha sido fabricado a partir de madera procedente de bosques y plantaciones gestionadas con los más altos estándares ambientales, garantizando una explotación de los recursos sostenible con el medio ambiente y beneficiosa para las personas.

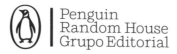

Herbolaria
Una aliada para tu sanación

Primera edición: febrero, 2023

D. R. © 2023, Marián de Llaca

D. R. © 2024, derechos de edición mundiales en lengua castellana:
Penguin Random House Grupo Editorial, S. A. de C. V.
Blvd. Miguel de Cervantes Saavedra núm. 301, 1er piso,
colonia Granada, alcaldía Miguel Hidalgo, C. P. 11520,
Ciudad de México

penguinlibros.com

Ilustraciones de interiores: © Istock

ISBN: 978-607-384-077-4

Impreso en México – *Printed in Mexico*

A los dulces, los amargos, los salados, los fuertes y los suaves: las experiencias que acompañan al alma, a través de los sabores y los aromas

A mi querido amigo Pablo Martínez Lozada, in memoriam, *por dejar un sello indeleble en mi alma y la de muchos escritores más. Que los aromas de este manuscrito lleguen a su espíritu*

Índice

Introducción

De niña me despertaba el sonido de un tambor seguido del golpeteo de unas cadenas. Me levantaba de la cama empapada en sudor, con dolor en los tobillos como si hubiera estado encadenada, salía de mi habitación, pero no encontraba a nadie. El redoble de los tambores regresó por muchos años. Ignoraba que su sonido provenía de una vida pasada como si me persiguiera.

En uno de nuestros viajes familiares a la ciudad de Querétaro, la tierra natal de mi padre, la tía Lola nos invitó a la Procesión del Silencio, costumbre que anualmente se repetía en la ciudad.

—Es muy bonita la celebración, anda con tu padre y aprovecha que vivimos tan cerca del templo de la Cruz, de donde sale la procesión —dijo la tía.

En la ingenuidad de mis doce años, imaginé que vería a un grupo de niños disfrazados de ángeles, con velas en las manos, mientras marchaban al ritmo de cantos religiosos. Papá y yo caminamos por la calle empedrada a la iglesia de la Cruz agarrados de la mano para no perdernos entre los empujones de la multitud, hasta quedar lo más cerca posible y en primera fila. El portón de la iglesia se abrió: "Ahí vienen", anunció papá. Apreté su mano, fijé la mirada para no perder detalle. El sacerdote salió con un sahumerio dorado que balanceaba de un lado al otro como si el humo abriera el camino a los que venían detrás: los primeros hombres parecían soldados de la realeza medieval, con el tambor

11

colgado a un lado para marcar el paso rítmico a más de cien encapuchados, que cargaban grandes cruces de madera, vestidos con túnicas largas y un cucurucho con un par de orificios por donde se asomaban sus ojos. Se azotaban con el látigo, al paso lento de sus pies descalzos y encadenados. Y ahí estaba yo, en presencia del ritmo del tambor y las cadenas que escuchaba por las noches durante tanto tiempo.

Solté la mano de mi padre, corrí sin detenerme y sin mirar atrás hasta la casa de la tía Lola donde nos alojábamos. Me escondí en la última habitación, debajo de la cama, como conejo a punto de ser sacrificado. Eran los mismos tambores con los que soñaba noche tras noche desde pequeña.

Severino, el marido de mi tía, entró pacientemente a la habitación, se arrodilló junto a la cama. Permití que su mano grande alcanzara la mía y me dejé arrastrar hasta quedar entre sus brazos. Se levantó tambaleándose para no soltarme y caminó al patio rodeado de jaulas donde se escuchaba el vuelo cortado de los pájaros, el canto de los canarios, las palabras aprendidas de los pericos. Se sentó en la mecedora de mimbre, balanceándose hacia adelante y atrás.

—Prepara infusión de rosas —ordenó a la tía Lola, quien cortó una flor roja del rosal, colocó los pétalos al fondo de una taza y vertió agua hirviendo. El tío Severino agitó el té, que me dio a sorbos—. Para que tu alma deje el susto en la calle donde lo agarró y regrese al corazón —me dijo mientras me hizo masticar los pétalos después de beber el agua perfumada. Sólo entonces dejé de temblar, acurrucada entre sus brazos.

Desde niña sufría de una erupción que abría mi piel hasta sangrar. El pediatra familiar que me trató desconocía el padecimiento y consideró que el yodo aliviaría mi piel. No fue así, el remedio provocó que las heridas se abrieran aún más y la sangre se mezclara con la tintura color café. Me acostumbré a verme con los codos, las muñecas y los tobillos ensangrentados y a ser "la leprosa" en una escuela donde no había niño que quisiera jugar conmigo.

Dos años después de haber visto la Procesión del Silencio me realizaron una biopsia, análisis de sangre y radiografías para comprender la causa del padecimiento que me acompañaba desde la infancia. Los resultados arrojaron una afección de la piel recientemente descubierta, de causas desconocidas y sin cura: psoriasis. Pero había un medicamento capaz de aminorar las molestias, la cortisona. El tratamiento fue oral e inyectado en cada herida. Pocos meses después mi cuerpo se hinchó, transformándose en algo parecido a un cerdo. Me deprimí. Esa que se veía en el espejo no era yo.

Una noche tuve un sueño: caminaba por un pueblo de calles empedradas, angostas y casas blancas con techos de teja. Un monje dominico me invitó a pasar a una de ellas. Era un monasterio con vida activa en la que se apreciaba el ir y venir de estos hombres al servicio de Dios. Caminaban descalzos, con una túnica color café y una cuerda anudada a la cintura, a través de los corredores por un patio interior rodeado de naranjos. El dominico me llevó a una biblioteca donde se encontraban varios religiosos sentados alrededor de una gran mesa: me esperaban. El abad me hizo una seña con la mano para que me acercara. Los demás permanecieron sentados, con la mirada puesta en mí. Encima del mueble vi un manuscrito antiguo.

—Puedes sanarte y tienes permiso para hablar sobre esto —me dijo mientras ponía la mano sobre el libro y me miraba a los ojos.

—¿Sobre qué? —pregunté sin entender a qué se refería.

—Sobre esto —volvió a decir el abad. Abrió el manuscrito y señaló con el dedo índice el contenido de una de las hojas donde se veía el dibujo de una planta con su explicación en caracteres antiguos. Inhalé profundo. A pesar de observar la información seguía sin comprender—. Queremos que sepas —continuó el abad— que no volverás a ser torturada, nadie cortará tu lengua ni tus manos; no serás encadenada ni arrastrada por las calles hasta la hoguera. Tu vida no volverá a correr peligro. Tienes permiso de hablar con libertad.

El abad me entregó el manuscrito mientras los demás se ponían de pie para darme su bendición con la mano extendida, de la que salía un vapor blanco que me cubría el cuerpo. Mis pies dieron un paso atrás, giraron hacia la puerta por donde había entrado al salón. Mis ojos tardaron unos segundos en acostumbrarse a la luz del sol hasta que distinguí el patio rodeado de árboles frutales. Tomé agua del pozo, acaricié las hojas del naranjo mientras su perfume flotaba en el ambiente. Salí del monasterio abrazando el manuscrito.

Suspendí el tratamiento. El sueño me había sugerido que debía existir otra manera de curarme. Busqué información acerca de las plantas medicinales y el poder curativo de la alimentación en una época en la que no era fácil adquirir datos sobre el tema, había pocos libros y no existía el internet. Poco a poco, un nuevo y antiguo camino me permitió iniciar hábitos completamente diferentes a los que había en casa. Subí mis niveles de hidratación, cambié las carnes rojas por pescados, elevé el consumo de frutas y verduras, experimenté con plantas tomadas en tés e infusiones que trajeron bienestar a mi sistema digestivo, nervioso, inmunológico y emocional. A los dieciocho años empecé a practicar yoga y meditación; a mis veinte estaba sanada.

En algunas épocas históricas, como en la Santa Inquisición, la herbolaria fue considerada peligrosa y causó la persecución y muerte de quienes la practicaban. Sin embargo, el poder curativo de las plantas es uno de los saberes más antiguos de la humanidad y ha sido preservado en la memoria colectiva a través de nuestros ancestros, quienes se han encargado de transmitirlo de generación en generación.

La utilidad práctica del conocimiento herbolario no está en la simple acumulación de datos, sino en la persona comprometida en custodiar la información para resolver los problemas fundamentales de la sobrevivencia. Seguramente recuerdas por lo menos un remedio de tus abuelos gracias al cual saliste de una enfermedad o emergencia.

Más que una serie de datos herbolarios, este texto comparte de una manera práctica el uso de las plantas medicinales como lo hacían nuestros ancestros; es un compendio que abarca las plantas curativas y los alimentos que contribuyen al bienestar.

Si bien este libro inicia con el testimonio de mi vida, en adelante continúa con los testimonios de otras personas que pudieron sanar sus padecimientos gracias a las plantas medicinales. A lo largo de doce capítulos, cada uno dedicado a un sistema orgánico, hallarás sus historias, explicaciones sobre el funcionamiento del cuerpo físico (anatomía) y su relación con lo que he llamado el cuerpo sutil o campo de las emociones, de tal manera que tengas nociones acerca del funcionamiento anatómico de tu organismo y la interrelación que existe entre éste y tus emociones, como la fuente que genera tu bienestar. Asimismo, al final de cada uno encontrarás una lista de alimentos, bulbos, flores, hojas, cortezas y raíces que pueden ayudar a sanar las enfermedades y los padecimientos más comunes del sistema orgánico en cuestión.

Después de los doce capítulos hallarás cuatro cuadros sinópticos que te orientarán en la preparación de las infusiones, los tópicos y los alimentos que contribuyen a tu bienestar físico y emocional. La idea es que puedas consultarlos en el momento en que lo necesites.

Como los nombres de las plantas, flores, bulbos y raíces cambian en cada región, al final te ofrezco un listado con los nombres comunes y científicos de la herbolaria utilizada en esta obra. Así podrás identificar las plantas y utilizarlas para tu beneficio.

Espero que este libro de herbolaria sea, más que una guía o un manual, un aliado que permita surgir al mago, a la curandera, al alquimista y a la voz de tus ancestros que llevas dentro, porque la herbolaria es un saber que se aviva como las cenizas de un fuego imposible de extinguir.

CAPÍTULO 1

El canto a la vida:

la herbolaria como aliada de tu sistema respiratorio

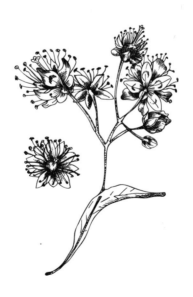

Sentado en la butaca de un auditorio, Raúl espera el momento en que el maestro de ceremonias diga su nombre. Respira profundo. A pesar de la agitación, comprueba que sus pulmones no lo van a traicionar. Siente que el tiempo pasa con lentitud mientras observa a sus compañeros en el escenario, nervioso, con el cabello engomado, pantalones y saco de vestir. "Parecemos marionetas disfrazadas de adultos", piensa. El sonido de su nombre sale a todo volumen por las bocinas instaladas en diversas partes de la sala y él lo escucha como si perteneciera a alguien importante: "Raúl Gutiérrez Avendaño". Se frota las manos sudorosas, el temblor de las piernas lo traiciona, pero logra ponerse en pie. Está tan delgado que el saco le queda holgado; no le importa. Con pasos torpes sube al estrado, sabe que su torpeza no se debe a la incomodidad de estrenar esos zapatos de charol que le lastiman el dedo meñique. Recuerda que debe inhalar. Inhala. Se controla. El director de la escuela primaria Emiliano Zapata le estrecha la mano. "Felicidades, has sido muy buen estudiante". Su maestra Rosario lo mira satisfecha. Raúl recibe su diploma de graduación y voltea hacia la audiencia, sonríe. Nos ponemos de pie para gritar su nombre: "¡Raúl, Raúl!". Su tía Ofelia aplaude con los ojos llenos de lágrimas. Y tal vez soy la única que advierte las ojeras que aún enmarcan su mirada, huellas de su frágil salud infantil.

Cuando Raúl nació, Clementina, su madre, lo miró sin saber qué hacer. Salió del hospital con el niño en brazos y lo dejó en casa de la abuela. No se haría cargo de una criatura que había llegado en el momento menos propicio y sin padre. Raúl creció bajo los cuidados de su abuela y la tía Ofelia, a quien aprendió a decirle mamá. Ofelia desarrolló un amor maternal que la soltería le negó hasta el momento en que lo cargó por primera vez.

Cinco años después apareció Clementina acompañada de un hombre que presentó como su marido y reclamó a su hijo. Ofelia empacó la ropa del pequeño, tragándose el dolor.

Sin más explicaciones, Raúl empezó a vivir con dos extraños: un señor que fungía como esposo de una mujer que decía ser su madre. Y contrario a lo que podría esperarse, la tranquilidad que sostenía la infancia del niño desapareció, arrasada por un tornado. El señor lo golpeaba bajo cualquier excusa y la señora dejó de ponerle atención cuando el vientre le creció como balón de futbol.

La niña que nació se convirtió en el sol de Clementina. Y Raúl, que nunca cupo en los planes de su madre, aprendió a caminar despacio, a respirar con suavidad, a ser tan transparente que adquirió la magia de convertirse en fantasma. Nadie volvió a verlo, ni a escucharlo. Pero una noche todo el mundo lo escuchó: Raúl, con el rostro amoratado, se asfixiaba tirado en el piso.

Clementina apareció en casa de Ofelia con el niño en brazos. Deliraba por la fiebre, sin respirar. Las dos mujeres llevaron a la criatura al hospital. El médico de guardia se extrañó no tanto por la enfermedad, sino por la cantidad de moretones que el pequeño llevaba en el cuerpo. Ofelia apretó la mandíbula al escuchar la excusa de su hermana: el chamaco es muy torpe, doctor, continuamente se tropieza, se resbala o se cae. Un silencio con olor a mierda se esparció en la sala de emergencias.

A pesar de que Raúl se curó con los antibióticos administrados, pasado un tiempo el niño recayó. Clementina no sabía qué hacer con la fragilidad de su hijo. Cada vez que sufría una crisis, quien lo rescataba era Ofelia. Antes de cumplir siete años fue diagnosticado asmático.

Ofelia decidió tomar la responsabilidad de la salud de su sobrino. Los especialistas coincidieron en la probabilidad de que Raúl fuera alérgico, así que le hicieron cuarenta pruebas reactivas para determinar las causas del asma: humedad, polvo, detergentes, perfumes, gatos y cucarachas.

19

Además de las alergias, y a pesar de los extremos cuidados de Ofelia, los padecimientos de Raúl continuaban: laringitis, faringitis, sinusitis y, en el mejor de los casos, constipación nasal. El niño aprendió a llevar consigo un aparato para abrir las vías respiratorias, pero aun así terminaba en el hospital con ataques de asfixia.

Una tarde Ofelia entró a mi consultorio con un niño flaco y pálido. Se sentó con el pequeño en sus piernas y comenzó su relato:

—Desde hace dos años no paramos de tanta enfermedad. Es asmático. Le pusieron cuarenta inyecciones para determinar a qué es alérgico. Toma todas las medicinas que le manda el doctor. Se cura unos días y, al rato, vuelve a caer.

—¿Usted es la mamá del niño?

—Ella no puede atenderlo, pero aquí está su tía Ofelia, ¿verdad? —Lo apretó a su regazo—. ¿Lo va a ayudar?

—Por supuesto —respondí con la misma determinación con la que ella sostenía a Raúl—. La herbolaria es un aliado extraordinario para apoyar los procesos de salud. Muchas personas se han curado con la ayuda de las plantas medicinales. Pero es importante que también tengas información acerca de la emoción oculta que está detrás del asma. ¿Sabes de qué hablo?

—Pues… es una enfermedad que asfixia —dijo Ofelia dudando de su respuesta. Evidentemente no entendía el punto al que quería llegar.

—¿Sabes de dónde proviene el asma? —volví a preguntar.

—¡Claro! ¡Las alergias! Este niño tiene algunas. No muchas, pero las suficientes para que se ahogue.

—En términos generales, detrás de la enfermedad existe una causa emocional que la provoca. ¿Lo sabías?

—¿Como cuando dicen que si te pones triste te puedes enfermar? —Su pregunta denotaba que ya tenía otro tipo de información.

—En efecto, en el caso de Raúl, detrás de la debilidad en las vías respiratorias hay una causa emocional que provoca el asma.

—No lo sabía, pero de ser así, Raúl ha de ser alérgico a su mamá.

No me atreví a decirle que estaba de acuerdo, pero sonreí.

—Una persona que sufre asma —continué— es alguien que, teniendo los pulmones llenos de aire, cierra los conductos sin sacarlo. Al no exhalar, se dificulta la siguiente inhalación y la siguiente hasta provocar asfixia. En general, son personas que necesitan pasar desapercibidas para sobrevivir, como si su presencia fuera una incomodidad para los demás y creen que no tienen derecho a expresarse. Por si fuera poco, carecen de iniciativa porque creen que las cosas salen mal por su culpa. ¿Te suena familiar?

—En el caso de Raúl es así —confirmó Ofelia.

—El tratamiento exige cuidados. No es tan simple como tomarse el jarabe o sacar el inhalador. La terapéutica herbolaria requiere que elabores tisanas, remedios y compresas con paciencia y perseverancia. ¿Puedes responsabilizarte de hacerlo?

—Por supuesto. Cuando éramos niñas, la abuela nos daba tecitos cada vez que nos enfermábamos, para la tos, la fiebre, el cólico… Pero nadie le aprendió. Pensábamos que esa manera de curar era de gente inculta.

—La herbolaria tiene sustancias químicas con la capacidad de curar las enfermedades del cuerpo, y principios energéticos para sanar los estados emocionales. Por algo se llaman "plantas medicinales". Te voy a mandar un tratamiento para tres meses, basado en la combinación de plantas medicinales con propiedades curativas, destinadas a las vías respiratorias. Y vamos a utilizar las bondades de una flor, para apoyar el estado emocional. ¿Estás lista? —Después me dirigí a Raúl, quien había pasado desapercibido hasta ese momento, como era su costumbre—: ¿Y tú? ¿Te vas a tomar los tecitos que te prepare tu tía sin repelar?

Raúl asintió con una tímida sonrisa.

Así las cosas, para el primer mes de tratamiento, le envié la siguiente receta a Raúl.

INFUSIÓN DE GORDOLOBO Y LLANTÉN

Ingredientes:

- 1 cucharada sopera de gordolobo
- 1 cucharada sopera de llantén
- 1 trozo pequeño de ocote
- 1 trozo pequeño de raíz de jengibre (3 cm de raíz para niños; 5 cm para adultos)

Preparación:

Hierve un litro de agua. Cuando suelte el hervor, baja la lumbre y agrega la raíz de jengibre pelada y picada, y el ocote. Después de 10 minutos, agrega el llantén y la flor de gordolobo. Apaga el fuego y deja en reposo 15 minutos. Cuela y guarda la infusión en un termo.

Sírvela caliente y, por cada taza, agrega el jugo de 1 limón, miel de abeja y 10 gotas de extracto de propóleo (20 gotas si es para adultos). Bebe una taza antes de cada comida.

Nota: no utilices horno de microondas, pues las propiedades curativas se pierden.

Para complementar el tratamiento de este primer mes, también le sugerí a Ofelia una flor que le ayudaría a Raúl a salir de la tristeza: el tilo.

—Esa flor me la daba mi abuela para dormir. ¿Por qué el tilo? —me preguntó Ofelia.

—Te voy a platicar la historia del árbol del tilo. Cuenta la mitología griega que Cronos, dios del tiempo, quería pasar una noche de amor con Filiria, una ninfa muy hermosa. Pero ella no quería estar con él y escapó de sus redes seductoras convertida en caballo. A pesar de todo, Cronos la descubrió, la raptó y de su unión, unos meses después, nació un ser mitad hombre, mitad caballo: Quirón, el primer centauro.

»Cronos desapareció una vez satisfechos sus deseos. Ni siquiera se enteró de que tuvo un hijo hombre caballo. Filiria, por su parte, renegó del 'monstruo' que acababa de parir y lo abandonó. Sin embargo, Apolo, dios del sol, lo rescató y adoptó. Pero como era un dios muy ocupado, lo dejó bajo la custodia del árbol del tilo, quien lo acogió a la sombra de sus ramas y lo alimentó con sus flores para curarle la herida de abandono.

»Apolo, además de ser su padre adoptivo, se convirtió en su maestro al instruirlo en las artes curativas para sanar a los dioses. Mientras tanto, el tilo, su madre adoptiva, le enseñó el arte de curar a los hombres con el conocimiento de la herbolaria. Con tiempo y experiencia, Quirón se convirtió en el padre de la medicina, con la virtud de curar y sanar tanto a hombres como a dioses.

—Está muy bonita la historia, pero ¿qué tiene que ver con Raúl? —preguntó Ofelia.

—Raúl tiene una herida de abandono, como Quirón. Tú eres la energía solar que lo rescató. Confío en que las flores del árbol del tilo y tu energía amorosa sanen su cuerpo y su alma. Con el tiempo veremos lo que este pequeño tiene que dar al mundo.

Raúl, entonces, complementó su tratamiento con esta receta.

INFUSIÓN DE TILO

Ingredientes:
* Flor de tilo

Preparación:
Coloca 3 flores de tilo en un recipiente de vidrio o acero inoxidable. Agrega una taza de agua hirviendo para que suelten sus propiedades por infusión. Deja reposar 10 minutos y cuela.

> Toma la infusión al despertar, con la energía del sol, y antes de dormir, para ser cobijado por la paz de la noche.

—Otra flor que vamos a ocupar es el floripondio. ¿La conoces?

—¿Segura? —me dijo Ofelia preocupada—. Es una flor como campana que mira a la tierra, muy chula, pero peligrosa. La tengo sembrada en el jardín de mi casa, pero nomás la vemos porque sabemos que si la tomas te vuelves loca.

—El floripondio —expliqué para tranquilizarla— es una flor que, efectivamente, no debe ingerirse porque es alucinógena y altamente tóxica. Al igual que el toloache, contiene alcaloides, sobre todo escopolamina, una sustancia que afecta los receptores cerebrales. Sin embargo, utilizada sobre la piel, de manera tópica, tiene propiedades curativas. La usaremos en caso extremo: sólo si Raúl sufre un ataque asmático.

—¿Cómo la utilizo?

—Calienta la flor en un comal o sartén, envuélvela en un lienzo y colócala sobre su pecho. Las vías respiratorias se abrirán de inmediato y el niño podrá tener un sueño reparador.

»Un último aspecto, Ofelia. Es importante que elimines los alimentos chatarra. Si no acompañas la terapéutica herbolaria con una alimentación sana, rica en frutas y verduras, el avance va a ser prácticamente imposible.

Con el tratamiento, Ofelia justificó el traslado del niño a su casa. Sabía que la madre no lo retenía por amor, sino por orgullo. Y Raúl respondió de maravilla en la primera semana.

Sin embargo, cada vez que pisaba la casa materna, empezaba a toser. Su resistencia era notable. Un día, Clementina escuchó que el niño le preguntaba a Ofelia: "¿Ya nos vamos a casa, mamá?", y le entregó al niño, como si le hiciera un favor a su hermana. Jamás confesó, aunque todos lo sabían, que su vida se aligeraba.

Cuando entró a primaria, Raúl era un niño sano: caminaba descalzo, jugaba futbol. Tuvo mascotas. Aprendió a tocar flauta dulce, no por recomendación, sino porque descubrió el placer de crear sonidos armónicos con la pura fuerza de sus pulmones. En su graduación lo escuché tocar *Canto a la alegría* con sus compañeros. Lo vi recibir el diploma, hacer una caravana, escuchar los aplausos, bajar corriendo las escaleras y colgarse del cuello de Ofelia, quien para Raúl era el ser más importante de su vida.

Ahora, después de haberte narrado la historia de Raúl, quiero explicarte el funcionamiento orgánico de tu sistema respiratorio, el nivel energético y emocional que se encuentra detrás del cuerpo físico, además de darte un glosario de enfermedades y padecimientos con las plantas medicinales que contribuyen a la recuperación de tu salud y bienestar.

¿Cómo funciona tu sistema respiratorio en el cuerpo físico?

Durante nueve meses viviste en un medio acuático dentro de una confortable bolsa, alimentándote a través del cordón umbilical. Un día una fuerza proveniente del instinto puro te impulsó a romper la membrana que te ceñía. Por primera vez los huesos de tu frente y la punta de tu nariz rozaron la superficie de un elemento hasta entonces desconocido: el aire.

Una mano extraña te dio una palmada, quizá innecesaria, para estimular tu primera inhalación. La suave brisa te atravesó la garganta, la laringe, la tráquea. Los alvéolos iluminaron el árbol bronquial de tus pulmones hasta entonces cerrados que ahora se despegaban gracias a la primera bocanada de aire. Tu llanto fue la mejor noticia del momento: estabas vivo.

Tu sistema respiratorio es como un instrumento de viento magistralmente armado compuesto por fosas nasales, faringe, laringe, tráquea, bronquios, bronquiolos y pulmones, cuya función es mantenerte en sintonía con la vida para tocar su mejor melodía.

La respiración es el hilo conductor que te enlaza con la vida a un ritmo sostenido por la inhalación y la exhalación. Cuando inhalas recibes oxígeno para nutrir cada una de las células. Al exhalar eliminas las impurezas de tu organismo, liberando dióxido de carbono. De esta manera las células se regeneran.

El sistema respiratorio trabaja en sincronía con el sistema cardiovascular. El volumen de aire que entra y sale de tus pulmones se sincroniza cíclicamente con las pulsaciones del corazón para, evidentemente, mantenerte vivo y libre de impurezas en todos los niveles. El sistema respiratorio, además, filtra, humedece y eleva la temperatura del aire inhalado al nivel del calor interno del cuerpo, como si fuera un pequeño radiador que calienta el aire.

Para su mejor funcionamiento, requiere aire húmedo a temperatura corporal y libre de humos. Todo tipo de humo afecta a los pulmones, no sólo el del tabaco o el que surge de las fábricas y los motores, sino también el que producen las estufas de leña, por ejemplo.

La tos húmeda no es una enfermedad. Por el contrario, es un mecanismo protector de los pulmones, importante para liberar el exceso de secreciones. La humedad es necesaria en las vías respiratorias para que la mucosidad elimine partículas ajenas al aparato respiratorio. La tos seca, improductiva y agotadora, es la que necesita ser controlada, aumentando la humedad, a través de inhalaciones y fórmulas herbolarias.

¿Cómo funciona tu sistema respiratorio en el campo de las emociones o cuerpo sutil?

La respiración es el vínculo que te conecta directamente con la vida. No sólo mantiene tu certeza de estar vivo, sino que te hace saber que eres digno de ser amado. Con ella experimentas alegría y gozo por todo cuanto eres y realizas. Tu capacidad de dicha te da la fuerza para seguir adelante. Es el motor que te impulsa a no renunciar. Es la inspiración para que tu vida no se diluya como las hojas secas desprendidas por el viento del invierno.

Los pulmones y el corazón se enlazan para tejer el cesto que acuna al alma, mecida por el ritmo cardiovascular, a la sombra de los árboles bronquiales. La depresión es el cáncer de tus pulmones; el miedo, el candado que cierra la puerta de la vitalidad.

Los problemas en vías respiratorias tienen que ver con una sensación de no tener lugar en el mundo. Quien sufre alguna enfermedad correspondiente a este sistema es alguien que, probablemente, pasa desapercibido sin comunicarse con el exterior. Siente que no merece recibir la renovación de la vida.

Con el asma, por ejemplo, los pulmones están tan llenos de aire que se colapsan, sin poder recibir más. La sensación de ahogo proviene de una incapacidad para soltar y compartirse con el mundo, pues respirar es un acto de entrega.

El bosque de coníferas es el sistema respiratorio del planeta, encargado de oxigenar la atmósfera terrestre. Todo cuanto existe respira. Y tu respiración es el flujo energético que te mantiene en contacto con los fluidos de la vida y de todo ser viviente. De ahí que la respiración sea el único acto que no puedas dejar de hacer. Si no comes ni tomas agua por veinticuatro horas, quizá no pase nada grave. Pero diez minutos sin aire son tu boleto de ida, sin regreso, al más allá.

Con tu primera inhalación recibes el soplo divino que permite al espíritu su encarnación. Es el sonido de Ehécatl, dios del viento, que siembra su esencia para convertirse en Quetzalcóatl, la energía que se vincula con la sabiduría de vivir. Tu última exhalación será el vuelo del pájaro sagrado que salga por tu boca para dejar impregnado en el aire su legado.

El fundamento de la meditación es la respiración. Inhala paz, exhala tensión. Concéntrate en tu respiración para calmar la mente. Inhala alegría, exhala tristeza. Que la respiración te abra el corazón.

Enfermedades y padecimientos del sistema respiratorio, y alimentos, bulbos, cortezas, flores, hojas y raíces para tratarlos

Afonía: borraja, café, caléndula, gordolobo, limón, malva, menta, pulmonaria.

Alergias: equinácea, ginkgo biloba, ginseng, gordolobo, guanábana, mapurite, ojo de gallina, orozuz (regaliz), tomillo.

Amigdalitis: arándano, artemisa, belladona, buganvilia, café, canela, cuachalalate, equinácea, gordolobo, jengibre, mercadela, nochebuena, pulmonaria, ruda, tomillo.

Asma: aguacate, ajo, anís, aretillo (lobelia), axiote, buganvilia, cempasúchil, floripondio, gingko biloba, gordolobo, llantén, manzana, marrubio, orégano, papaya, pino, plátano, raíz de orozus, riñonina, salvia.

Bronquitis aguda: abeto blanco, aguacate (hojas), ajo, anacahuite, anís, aretillo (lobelia), berro, borraja, buganvilia, castaño, col, cuatecomate, culantrillo, doradilla, equinácea, eucalipto, gordolobo, guayaba, jengibre, limón, manzana, marrubio, naranja, ocote, orozus, papaya, peonía, pino, pulmonaria, tomillo.

Bronquitis crónica: abeto blanco, ajo, anacahuite, borraja, cuatecomate, floripondio, gordolobo, jengibre, orozus, pino, pulmonaria, tomillo, frutas y verduras ricas en vitamina C.

Cáncer de pulmón: cempasúchil, guanábana, marrubio.

Catarro: aguacate (fruto y hojas), ajo, borraja, capulín, cebada, cereza, ciruela, equinácea, frambuesa, fresa, gordolobo, guayaba, hierba dulce, lentejilla, limón, manzana, mora, naranjo, orozuz, pepino, poleo, salvia de bolita, tomillo, uva.

Covid-19: aguacate (fruto y hojas), equinácea, eucalipto, frutas rojas, gordolobo, jengibre, limón, llantén, manzana, matlali santa María, mercadela, naranja, ocote, orozuz, pino, piña, tomillo, uva.

Gripa: ajo, anís, borraja, cebolla, jengibre, manzanilla, mapurite, mercadela, orozuz, sauco, tila, tomillo.

Infección de garganta (dolor y ronquera): ajo, árnica, axiote, buganvilia, café, caléndula, canela, cebolla, clavo, equinácea, gordolobo, jengibre, limón, llantén, malva, manzanilla, mercadela, orozuz, salvia, tomillo.

Influenza: ajo, bardana, borraja, canela, gordolobo, hierba de san Juan, jengibre, mercadela, milenrama, tila, tomillo, toronjil.

Laringitis: árnica, buganvilia, caléndula, gordolobo, mercadela, plátano, tomillo.

Resfrío: aguacate (fruto y hojas), cempasúchil, epazote de zorrillo, eucalipto, fresa, gordolobo, guayaba, jengibre, limón, llantén, manzana, matlali santa María, mercadela, naranja, pino, tomillo.

Sinusitis: eucalipto, ocote, pino, tomillo.

Tos: aguacate (fruto y hojas), ajo, alfalfa, amapola, anacahuite, borraja, buganvilia, capitaneja, culantrillo, diente de león, epazote de zorrillo, gordolobo, llantén, lobelia, malva, margarita mayor, marrubio, menta piperita, ocote, orozuz (regaliz), pulmonaria, tomate verde, verbena.

Tosferina: aguacate (fruto y hojas), alfalfa, aretillo (lobelia), borraja, buganvilia, castaño.

Tuberculosis: ajo, berro, cebolla, cola de caballo, espinaca, piña, plátano, quina, salvia.

CAPÍTULO 2

El gozo de la creación:

la herbolaria como
aliada de tu sistema
reproductor

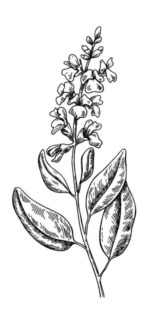

Los lienzos y los velos de la cuna fueron bordados por la abuela desde antes de que Elizabeth llegara al mundo. Cuando nació, la anciana deslizó el pequeño cuerpo de su nieta entre las sábanas con las iniciales de su nombre en rosa. Con eso, se apropió en secreto de la niña para heredarle su don más preciado: el arte de bordar.

No obstante, dejó que la pequeña creciera al amparo de manuales arcaicos que establecían las normas de la buena educación. Como acostumbraban las mujeres de la familia, no demostraban alegría, no lloraban en público, jamás preguntaban: "¿Cómo te sientes?". Mucho menos compartían sus emociones. Las mujeres decentes, decía su madre, saben callar. Aun así, al cumplir los siete años, como era de esperar, la niña tuvo su propio juego de hilos y agujas.

Elizabeth debía tener un comportamiento basado en el cultivo de la moral para evitar que incurriera en pecados mortales o veniales. No matar, no robar e incluso no mentir era fácil. Pero el pecado de presunción era el más delicado: atravesaba los espejos, se escurría entre la ropa, se pegaba en el cabello, traspasaba la piel. Si deseaba ser hermosa, el demonio saldría a su encuentro. Entre puntada y puntada, se contaban historias inspiradoras para cultivar el buen recato, como el relato de aquella que se rebanó los brazos con un cuchillo para borrar la imagen del demonio que iba del hombro a su muñeca, por atreverse a usar una blusa sin mangas. O el cuento de la niña a la que Satanás, embobado por su coquetería, se llevó a través del espejo cuando embellecía su rostro para consumirla con sus llamas. Con el tiempo, al parecer, Elizabeth se convirtió en un objeto decorativo más, como los jarrones chinos de porcelana.

Sin embargo, ella y su abuela sabían, aunque no lo dijeran, que el bordado iba más allá de las buenas costumbres. Disfrazaban el placer de mantener viva la sensualidad que contenía el bordar con la punta de los dedos y el roce de las manos para dejar plasmadas las sensaciones en el lienzo. La mirada de complicidad, el roce de las manos, el aroma de la piel fueron el vínculo que las enlazó durante toda su vida.

Elizabeth pasó su juventud de manera recatada, como debía ser, sin acciones casquivanas ni pensamientos lujuriosos. ¿Y el placer? Eso pertenecía a los dominios del mal. El contacto físico con los varones era impensable, incluida la cercanía con su padre, de quien debía mantenerse a distancia para no despertar los vapores del deseo carnal.

El futuro marido fue cuidadosamente elegido para la joya que los padres se esmeraron tanto en pulir. Los invitados a la boda fueron testigos de la pureza que se mecía entre las enaguas blancas, los velos y los bordados de un lenguaje secreto.

Nadie le dijo lo que significaba entregar la inocencia. Nadie le habló del dolor, ni de los mordiscos en el cuello, ni de la respiración jadeante sobre su rostro, ni de la mancha de sangre sobre la sábana que tuvo que mostrar, avergonzada. ¿Era éste el sacrificio de la esposa abnegada? Tuvo un hijo. Cuatro años después le diagnosticaron cáncer en el seno izquierdo.

Cuando la conocí confesó que era una cita clandestina, ya que rompía con lo establecido en las costumbres de la familia, que aún prohibían cualquier tipo de terapia holística o psicológica.

—Pero no quiero morir. No ahora.

—Comprendo. Sin embargo, la quimioterapia no es lo único. Es importante modificar hábitos cotidianos no saludables, tomar conciencia de tus emociones y pensamientos y comprobar el poder curativo de las plantas medicinales. Todo en conjunto para que el cáncer no regrese a tu vida.

—Muy bien —contestó Elizabeth decidida—, tomaré los dos caminos: el indicado por la medicina alópata y el camino de la sanación.

Una semana después le extirparon el tumor cancerígeno, que gracias a su estado de encapsulamiento no se había extendido a los ganglios. Después siguió el tratamiento recomendado por su oncólogo: seis quimioterapias, con espacio de veintiún días entre cada una, seguidas de veinticinco radiaciones. Y cada vez que Elizabeth salía del hospital acudía a mi consulta para aligerar los malestares.

—En primer lugar —le expliqué a Elizabeth en esas sesiones—, no vamos a combatir al cáncer. El término "combatir" genera una energía de pleito, que lejos de ayudar puede aumentar lo que necesitamos sanar.

—No entiendo muy bien. Cuando la gente se enferma, se somete a tratamientos destinados a "combatir" el cáncer.

—¿Sabes qué es el cáncer?

—¿Una de las mayores causas de muerte en el planeta?

—El cáncer inicia cuando las células dejan de oxigenarse y se oxidan; con el tiempo, se forman grupos destinados al suicidio. Varios factores son causa del cáncer: los químicos y colorantes añadidos en alimentos y bebidas; los pesticidas; los granos y las semillas transgénicas; la contaminación de los ríos, los mares y el aire; la predisposición genética. Pero gracias a los avances científicos que ahora contempla la epigenética, incluiremos tu estado emocional: el resentimiento, la queja continua, la culpa, el miedo, los secretos, los traumas no mirados. Las heridas pendientes por sanar son un arma letal que debilitan los sistemas inmunológico y linfático. ¿Qué pasó para que tus células se convirtieran en "malignas"?

—Me queda más claro —asintió Elizabeth—, ¿pero eso qué tiene que ver con el término "combatir"?

—¿Recuerdas a la madre Teresa de Calcuta? Ella no participaba en actividades ni en organizaciones contra la pobreza, ni contra la injusticia, decía que el pleito genera más violencia, pues lo semejante atrae lo semejante. No somos las guerreras que luchan en contra de la enfermedad. El cáncer será nuestro aliado para encontrar el aprendizaje detrás de la experiencia. Déjame compartir contigo una intimidad: mi madre terminó sus días agradecida por la enfermedad que le mostró el camino del bienestar y la compasión. El cáncer, decía, ha sido mi maestro.

—Hubiera querido tener otro tipo de maestro —dijo con el rostro humedecido.

—Tenemos el que necesitamos para sanar, Elizabeth. No es tarde.

Su mirada se iluminó con una chispa de esperanza.

Para comenzar su tratamiento, le receté los siguientes remedios, infusiones y licuados.

TRATAMIENTO DE EQUILIBRIO Y PURIFICACIÓN ORGÁNICOS

Ingredientes:

- 1 cucharada sopera de vinagre de manzana orgánico
- 1 cucharada de aceite de coco orgánico

Preparación:

Mezcla todos los ingredientes en una taza de agua tibia y bebe en ayunas.

INFUSIÓN ANTICANCERÍGENA

Ingredientes

- 1 cucharada pequeña de hojas de salvia
- 1 cucharada pequeña de hojas de romero
- 1 cucharada pequeña de pétalos de rosas
- 1 taza de agua caliente

Preparación:

Coloca las hojas de salvia y de romero y los pétalos de rosas al fondo de un pocillo. Vierte 1 taza de agua caliente. Tapa y deja reposar 15 minutos. Cuela y bebe 1 taza antes de cada comida.

LICUADO ANTIOXIDANTE

Ingredientes:

- 1 taza de agua
- 1 taza de fresas
- 1 raja pequeña de canela
- 1 trozo pequeño de jengibre
- 1 trozo pequeño de cúrcuma
- 1 pimienta negra
- 1 cucharada pequeña de aceite de olivo
- 1 cucharada pequeña de miel de agave

Preparación:

Licúa todos los ingredientes y bebe antes del desayuno.

Este licuado no sólo es delicioso, sino también eficaz para purificar el organismo.

TRATAMIENTO ANTICANCERÍGENO EN GOTAS

Microdosis herbolarias:

- Guanábana
- Mapurite
- Uña de gato peruana
- Gingko biloba

Tomar 10 gotas sublinguales de cada fórmula, tres veces al día.

Sugerí la salvia como parte del tratamiento tanto por sus propiedades curativas como por sus poderes místicos. Por una parte, su capacidad antiinflamatoria, antioxidante y precursora de estrógenos la ayudarían a curar los efectos de la quimioterapia y la radioterapia. Por la otra, sanaría las heridas del alma pendientes: la salvia, la planta sagrada femenina, le daría la fuerza para apropiarse de sí misma.

"Salvia" viene del latín *salvare*, que significa "curar". Desde tiempos remotos las culturas persas, chinas, druidas, celtas, griegas, romanas, hindúes, egipcias y nativas del continente americano la han considerado una planta sagrada, capaz de otorgar salud y longevidad. La salvia continúa utilizándose para los padecimientos del cuerpo y las heridas del alma. Sus usos van desde las infusiones para curar más de sesenta afecciones hasta los baños de temazcal de purificación. En ciertos rituales se amarran las hojas con hilo y se les prende fuego para transmutar la energía negativa en positiva, alinear los centros de energía o chakras, liberar tristeza, limpiar el hogar y ahuyentar los "malos espíritus".

Durante el proceso del trabajo interno, Elizabeth se dio cuenta de que su enfermedad estaba asociada a la falta de creatividad, a la sensualidad reprimida y a la culpa. Por primera vez se atrevió a preguntarse qué le daba placer y recordó el roce de sus manos sobre el lienzo. Entre puntada y puntada transformó la costumbre reservada a las mujeres, destinadas a ser madres, en un arte cuyo lenguaje se plasmaba en símbolos tejidos por hilos de colores.

Sus padres no pudieron comprenderla. Su marido tampoco, pero ante la amenaza de perderla, respetó su decisión.

Al asumirse como artista, Elizabeth dio rienda suelta a su necesidad de autoexpresión. Y con esta libertad se atrevió a explorar ese asunto que pertenecía a los dominios del mal: el placer. No fue tan fácil. Las pesadillas de ser devorada por distintas clases de demonios que salían del mismísimo infierno la despertaban a media noche empapada en sudor.

—No voy a poder con esto. Siento que estoy cometiendo un pecado capital.

—Se llama culpa, Elizabeth.

—¿No es malo sentir placer?

—¿Quién dice?

—¡Todos!

—Según el diccionario de la Real Academia de la Lengua Española, la palabra *placer* viene del latín *placere* que significa: disfrute espiritual, gozo y gratitud. ¿Eres monja y vives en un convento para casarte con Dios y tener revelaciones divinas a través del espíritu santo? Eres una mujer casada con todo el derecho a disfrutar del arte y de tu sexualidad, que también está bloqueada. El sendero del gozo te lleva a la gratitud.

—¡Ave María purísima! Este tumor en el seno izquierdo ha de ser castigo del deseo carnal con el que nací.

—Te voy a responder como lo haría sor Juana Inés de la Cruz. En su Romance 66, dice algo así:

Si es delito, ya lo digo;
si es culpa, ya lo confieso;
mas no puedo arrepentirme,
por más que hacerlo pretendo.

Bien ha visto, quien penetra
lo interior de mis secretos,
que yo misma estoy formando
los dolores que padezco.

Bien sabe que soy yo misma
verdugo de mis deseos,
pues muertos entre mis ansias
tienen sepulcro en mi pecho.

Poco a poco, sin prisa, mientras bordaba la confianza de quien va a oscuras sin saber qué va a salir al encuentro, Elizabeth dejó salir la sensualidad como el vapor perfumado del amanecer. Y lo que le salió al encuentro fue un orgasmo.

Hace ya cinco años que Elizabeth inició un nuevo estilo de vida.

Ahora cuida su alimentación, hace ejercicio, practica meditación. ¿Y el cáncer? Es el maestro del pasado que le recuerda su prioridad del presente: ella misma. Con el tiempo, incluso, expandió el arte del bordado a una empresa en la que da empleo a mujeres cuyo placer por bordar es también el sustento de sus vidas.

Ahora, después de haberte narrado la historia de Elizabeth, quiero explicarte el funcionamiento orgánico de tu sistema reproductivo, el nivel energético y emocional que se encuentra detrás del cuerpo físico, además de darte un glosario de enfermedades y padecimientos con las plantas medicinales que contribuyen a la recuperación de tu salud y bienestar.

¿Cómo funciona tu sistema reproductivo en el cuerpo físico?

Tenía unos seis años el día que les pregunté a mis padres cómo nacían los bebés. Papá, con toda la seriedad del mundo de los adultos, dibujó la torre Eiffel y un pájaro de alas grandes en cuyo pico llevaba un pañuelo blanco del que se asomaba una cabeza.

—A los niños los trae una cigüeña desde París —dijo señalando la torre Eiffel y el ave.

—¿Nací en otro país?

—No, hijita, en México.

Mi mente confundida sólo se calló con la muñeca bebé que llegó a mis brazos.

El día que mi hija me preguntó cómo nacían los niños, abrí un libro de anatomía y le expliqué el proceso con todo detalle. Cuando terminé me miró con expresión de asco para volver a preguntar:

—¿Nací por donde haces pipí?

El sistema reproductivo, encargado de regular la reproducción sexual, es el único que requiere de su contrario para cumplir su función: procrear.

El aparato genital femenino, formado por vulva, vagina, útero o matriz, trompas de Falopio y ovarios, tiene dos funciones. La primera es la producción de óvulos para ser fecundados por espermatozoides, con los cuales puede crear un ser humano. Cuando un óvulo no es fecundado por el espermatozoide, inevitablemente muere y se desecha con la sangre que sale del útero en el periodo de menstruación. La segunda función del aparato genital femenino, no menos importante que la anterior, es la capacidad de dar y recibir placer.

Su contraparte es el aparato genital masculino, formado, en su parte externa, por escroto, testículos y pene, y, en su parte interna, por los conductos seminíferos, el epidídimo, los conductos deferentes, las glándulas seminales y la próstata. Además de la emisión de semen, este sistema está a cargo de la producción de los espermatozoides destinados a unirse con el óvulo, como arriba se menciona. Y también tiene capacidad de dar y recibir placer.

La unión del sistema reproductor masculino y femenino asegura la continuidad de la especie humana. Y aquí estamos tú y yo como resultado.

¿Cómo funciona tu sistema reproductivo en el campo de las emociones o cuerpo sutil?

El sistema reproductivo está relacionado con la creación manifiesta en múltiples áreas. No sólo con tener descendencia, sino con la capacidad de crear nuevas formas de vivir. La creatividad tampoco significa que te conviertas en escritor, pintor o escultor. Pero sí abarca desde un proyecto hasta una receta de cocina. Cualquier asunto en el que te sientas inventor y creador de tu vida.

Aquí también está la capacidad de fluir como un río para aceptar los cambios, sin resistencia; con que sueltes el control del barco para que el timón se ajuste por sí mismo. Ser como los peces que limpian las impurezas del mar y las algas muertas del inconsciente.

Asimismo, el sistema reproductor está relacionado con una serie de sentimientos que surgen del salón oscuro donde habitan la culpabilidad, el castigo, la vergüenza, la creencia de que los órganos sexuales son sucios y el sexo pecaminoso, la negación al placer, el autocastigo, la incapacidad para recibir caricias e, incluso, la inclinación a guardar

40

secretos. Pensamos que no pasa nada al guardar un secreto, pero este tipo de información oculta se enquista en las células y al paso del tiempo puede generar tumores.

Es importante que te atrevas a ser auténticamente tú, que expreses con libertad tu capacidad creativa en cualquier área y que te apropies de tu energía sexual, como elemento natural de la vida misma. Evidentemente, no se trata de que andes desnudo por las calles pidiendo un abrazo a cualquiera que se cruce en tu camino, sino de vivir una sensualidad sana que se exprese a través de los cinco sentidos: la vista, el tacto, el olfato, el gusto y el oído, como los emisarios que llevan al alma la experiencia del gozo.

Enfermedades y padecimientos del sistema reproductor, y alimentos, bulbos, cortezas, flores, hojas y raíces para tratarlos

Adicción sexual: nenúfar blanco, sauce.

Amenorrea: anís, canela, hierba de san Juan, hinojo, nochebuena, ruda, salvia.

Cáncer de matriz: aranto (aulaga), barbasco, camote morado, ortiga, uña de gato.

Cáncer de próstata: aranto (aulaga), azafrán, barbasco, camote morado, cardo mariano, castaño de indias, ciprés, jitomate, nueces, ortiga, té verde, uña de gato.

Cáncer de seno: aranto (aulaga), cempasúchil, diente de león, gingko biloba, guanábana, té verde, uña de gato peruana.

Cándida: cempasúchil, gordolobo, jengibre, mapurite, mercadela, sangre de drago, tomillo.

Cólico menstrual: aguacate (fruto y hojas), árnica, artemisa, azucena, boca de dragón, cacao, canela, cuachalalate, gobernadora, manzanilla, matlali santa María, ruda, tabaco (hojas).

Colitis: anís, cempasúchil, hierbabuena, orégano, pasiflora, perejil, ruda, té limón, verbena.

Entuertos (dolores después del parto): aguacate (hojas), cempasúchil, damiana, tabaco (hojas).

Fibrosis quística: aranto, árnica, barbasco, cúrcuma, equinácea, ginseng, guanábana (hoja), jengibre, manzanilla, mapurite, té verde, uña de gato.

Flacidez de senos: alhova (fenogreco), manzana, melón, romero, uva.

Gonorrea: ajo, axiote, cebolla, equinácea, romero, tila, tomillo, uña de gato.

Grietas mamarias: árnica, caléndula, hierba de san Juan, papaya.

Hemorragias (por desorden hormonal): algodón (corteza), bolsa del pastor, culantrillo, guayaba (fruto y hojas), hierba del pollo, llantén, mercadela, nochebuena, ortiga, pan y quesillo, tormentilla.

Impotencia sexual: aguacate (fruto y hojas), azahar, canela, cocolmeca, damiana, estafiate, gingko biloba, ginseng, naranjo, poleo, santa Martha, té verde.

Inflamación de próstata: aguacate (fruto y hojas), aranto (alaga), barbasco, borraja, calabaza, camote morado, castaño de indias, ortiga, pingüica, santa Martha, saw palmetto, tianguispepetla, uña de gato.

Irregularidades menstruales: aguacate, algodón (corteza), anís, barbasco, bardana, capitaneja, cederrón, cempasúchil, cuitlacoche, culantrillo, garañona, hiedra, malva, margarita mayor, marrubio, matlali santa María, nochebuena, orégano, pan y quesillo, peonía, perejil, raíz de pionía, romero, ruda, salvia, sauce, tronadora, tumbavaquero.

Mastitis: coco, toronjil.

Menopausia: aguacate, alfalfa, alhova (fenogreco), arándano, barbasco (raíz), camote, cempasúchil, centella asiática, cimicífuga, col, frambuesa, fresa, gingko biloba, guanábana, hierba de san Juan, jitomate, lechuga, malabar, pasiflora, romero, ruda, salvia, tila, zarzaparrilla.

Papiloma: aranto (alaga), árnica, caléndula, cancerina, cempasúchil, cuachalalate, culantrillo, equinácea, espárrago, gordolobo,

42

llantén, manzanilla, mercadela, milenrama, orozuz, ortiga, romero, sauco, té verde, tomillo, uña de gato.

Posparto: aguacate (hojas), cempasúchil, romero, ruda, tabaco (hojas).

Problemas de fertilidad femenina: aguacate (fruto y hojas), almendras, árnica, artemisa, barbasco, boca de dragón, bretónica, canela, cempasúchil, cocolmeca, damiana, fresa, frutas rojas, garañona, gingko biloba, gobernadora, hierbabuena, manzanilla, matlali santa María, nueces, orégano, poleo, raíz de cachanes, ruda (una vez que hay embarazo, suspender la ruda, ya que puede ser abortiva), salvia, tabaco, té limón, té verde, verbena, yoloxóchitl.

Problemas de fertilidad masculina: aguacate (hojas y fruto), almendras, avena, barbasco, canela, ciprés, damiana, ginseng, hierbabuena, magnolia, salvia, té verde, yoloxóchitl.

Quistes ováricos: aranto (augala), cempasúchil, guanábana (hoja), uña de gato.

Sífilis: ajo, equinácea, orégano, orozuz, romero, sauco, té verde, uña de gato.

Trichomonas: aranto, cancerina, equinácea, gordolobo, hoja de pingüica, hojas de guayaba, manzanilla, mercadela, milenrama, tomillo.

VIH: aguacate, ajo, arándano, aranto, camote morado, cempasúchil, chícharo (guisante), cuitlacoche, equinácea, espárrago, frambuesas, fresas, genciana, guanábana, jengibre, jitomate, maíz, manzana, mapurite, orégano, orozuz, romero, sauco, té verde, tila, tomillo, uña de gato, uva.

CAPÍTULO 3

El sostén del movimiento:

la herbolaria
como aliada de tu sistema
musculoesquelético

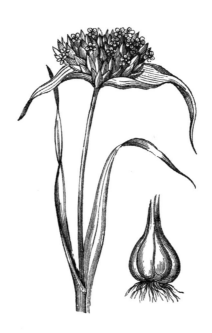

José alcanzó la prosperidad económica a base de esfuerzo y disciplina. Sin embargo, estaba cansado. Hombre metódico y puntilloso, vigilaba todos los detalles de su negocio y su casa. Era el típico empresario y jefe de familia cascarrabias, con el dedo índice apuntando hacia cualquier asunto que no estuviera a la altura de su exigencia.

Para su sorpresa, sucedió lo que jamás imaginó: su mujer le pidió el divorcio. Tras reponerse de la estupefacción, José la corrió de casa, la amenazó con quitarle a sus hijos y dejó de darle dinero. Como ella se rehusó a salir del hogar y abandonar a sus hijos, quien tuvo que irse fue él. A las pocas semanas, la señora recibió los papeles de divorcio, en los que —acusándola de locura— José demandaba la custodia de los niños y la devolución de su propiedad. La batalla comenzó.

Cinco años después, las demandas y contrademandas aún iban y venían. José gastaba en abogados lo que hubiera podido invertir en comprar otra propiedad. En su ignorancia, estaba comprometido a ganar el pleito, sin darse cuenta del aumento que generaban los intereses del resentimiento, hasta que una deformidad en los huesos lo obligó a pedir ayuda. Entró al consultorio apoyado por un bastón.

Después de escucharlo con atención, le pregunté:

—¿Has considerado la posibilidad de que la osteoartritis tenga algo que ver con tu estado emocional?

—De ninguna manera. —Sabía que rechazaría mi sugerencia—. En ese caso hubiera acudido a un psicólogo. Me siento perfectamente bien.

—¿No crees que quizá exista una causa, no sólo física, que esté deformando tus huesos? —insistí.

—Mira —respondió acomodando su postura en el sillón—, a veces se me cruza el pensamiento de... no es que yo crea en esas cosas, pero si algo está causando el deterioro de mi salud es la madre de mis hijos con sus malas artes. Es bruja negra. Estoy seguro.

Inhalé profundo. Esperé unos segundos en silencio.

—Nadie tiene el poder de enfermarte —finalmente le dije—, ni siquiera tu exmujer, por más "bruja" que te parezca.

—Su madre y ella confabulan contra mí y habrá que ver si mis hijos se han unido al par de arpías. Malagradecidos.

Nuevamente respiré. No había manera de combatir su obstinación.

—¿Qué te parece si empezamos tu tratamiento haciendo ciertos cambios alimenticios?

—¿Qué cambios? —preguntó José, extrañado—, me alimento de lo mejor. Mis padres, de origen francés, me acostumbraron a comer los mejores quesos y vinos.

—¡Qué bien! Son deliciosos. ¿Cuántas veces comes al día y qué comes en cada comida?

—Un café en ayunas para despertar. Un desayuno ligero. En la comida, sopa de pasta, pollo o carne con pasta, quizá verduras... lo normal, y por la noche un sándwich de jamón con queso.

—¿Estás dispuesto a cambiar tus hábitos alimenticios?

—No veo que mis hábitos estén equivocados. Además, ¿qué tiene eso que ver con mi afección?

—¿Has escuchado decir que tu alimento también es medicina? ¿Sí? Entonces déjame recomendarte el siguiente orden alimenticio para curarte: frutas, verduras, hortalizas y granos de origen orgánico; come, especialmente, aguacate, alcachofa, chícharo, col, espinaca, jengibre, lechuga y manzana. También hay que consumir más pescado y pollo orgánico. Es importante que te abstengas de ingerir gluten, que tienen los productos de trigo y los lácteos; así como carnes rojas, comida chatarra y bebidas endulzadas de manera artificial. Sustituye el azúcar refinada por estevia, azúcar del monje, de coco o miel de maguey.

—Lo intentaré, pero tengo un sinfín de compromisos en restaurantes.

—No es tan difícil, José. Como ves, esto no es una dieta, sino un nuevo orden alimenticio. Ahora incluirás alimentos y bebidas que antes pasabas por alto. Además, cada vez es más fácil encontrar este tipo de productos en los supermercados y restaurantes. Hay algo más.

—Demasiadas recomendaciones. ¿Y ahora qué?

—Practica natación.

—Eso es imposible —dijo José rehusando mi propuesta—. El dolor me impide moverme.

—¿Y si empiezas con caminatas suaves dentro de una alberca? Verás cómo, poco a poco, podrás nadar. El contacto con el agua te va a hacer navegar en un mundo hasta ahora desconocido para ti: la flexibilidad.

»Ahora —continué— te voy a indicar las plantas medicinales para tu curación. Empezaremos con el ajo.

—Me rehúso terminantemente. No estoy dispuesto a oler a ajo como el señor Gutiérrez, mi contador, que presume su buena salud gracias a los dos dientes de ajo que se come en ayunas, pero al que nadie se atreve a hablarle de frente.

—El ajo es una planta con tantas propiedades curativas que puede ser utilizado para casi todas las enfermedades o como un remedio preventivo. Ayuda a eliminar hongos, virus y bacterias. Reduce la presión arterial (hipertensión), baja el colesterol, nivela la glucosa de la sangre. Favorece la circulación y es un gran aliado para curar enfermedades como artritis, arterioesclerosis, infarto del miocardio y angina de pecho. La mejor manera de tomarlo es en microdosis y en ayunas, de esta manera pasa directamente al torrente sanguíneo y no hueles a ajo.

—¿Cómo sé que es cierto?

—Dime una cosa: ¿yo huelo a ajo?

—No. De hecho, hueles bien.

—Pues lo tomo diario como remedio preventivo. Veinte gotas en un vaso con agua todos los días, antes del desayuno. Te voy a compartir un caso muy cercano: mi entrenador de natación es un hombre de aproximadamente setenta años, cuando lo conocí caminaba con una venda en la rodilla y tenía las manos deformadas por la artritis. En una ocasión, después de clase, me platicó orgulloso que había participado en los juegos olímpicos de su juventud y que continuaba entrenando en competencias aptas a su rango, a pesar de su padecimiento. Al día siguiente llegué con un frasco de extracto de ajo. Le dije: "Profe, se va a tomar veinte gotas en un vaso con agua antes de cada comida. Vamos a ver si con esto se alivia". "Está bien —respondió—, no me importa oler mal con tal de dormir una noche sin dolor". Y empezó el tratamiento con la misma obediencia con la que yo seguía sus instrucciones en clase. Dos semanas después llegó sin venda en la rodilla; con el tiempo recuperó el movimiento de sus manos, sin molestia. Y jamás olió a ajo.

—En ese caso, estoy listo para iniciar. Cuando me comprometo, lo cumplo.

—El ajo es una planta que no sólo sirve para cocinar. Los sumerios y los egipcios la consideraban una planta sagrada y los griegos y los romanos la tenían registrada en sus libros médicos. Llegó al continente americano en las embarcaciones españolas del siglo XV, pues era la preferida de los frailes que cruzaban el Atlántico para usarla contra todo mal. Durante la Primera Guerra Mundial se empleó para desinfectar heridas y combatir virus y bacterias. Como ves, no sólo es culinario, sino curativo. La alcina, su principio activo, fortalece los sistemas digestivo, circulatorio, inmunológico, cardiovascular y musculoesquelético. Es un remedio preventivo en padecimientos relacionados con los huesos y las articulaciones, como la artritis y la osteoartitis, por eso te lo recomiendo de manera específica. Ahora bien, la alcina sólo está presente cuando el ajo está crudo y es picado o machacado, pero es mejor consumirlo en microdosis, para evitar el fuerte olor que produce en nuestro cuerpo.

Al final de la primera consulta le mandé el siguiente tratamiento por tres meses.

TRATAMIENTO HERBOLARIO
ANTIARTRÍTICO

- Extracto o microdosis de ajo: tomar 20 gotas diluidas en un vaso de agua, en ayunas.
- Incluir aceite de olivo, aguacate, alcachofa, col, espinacas, jengibre, lechuga y manzanas en todas las comidas.
- Frotar por todo el cuerpo una solución alcohólica de cannabis, romero y hojas de tabaco.
- Beber 1 litro diario de infusión de jengibre, mapurite, ortiga y romero durante el primer mes; 1 litro diario de infusión de boldo, diente de león y sauce durante el segundo mes, y 1 litro diario de infusión de cola de caballo, jengibre y ortiga durante el tercer mes.

INFUSIÓN DE JENGIBRE, MAPURITE,
ORTIGA Y ROMERO

Ingredientes:
- 1 cucharada de mapurite
- 1 cucharada de ortiga
- 1 cucharada de romero
- 1 cucharada de raíz de jengibre

INFUSIÓN DE BOLDO, DIENTE
DE LEÓN Y SAUCE

Ingredientes:
- 1 litro de agua
- 1 cucharada de boldo
- 1 cucharada de diente de león
- 1 cucharada de sauce

INFUSIÓN DE COLA DE CABALLO, JENGIBRE Y ORTIGA

Ingredientes:

- 1 litro de agua
- 1 cucharada de ortiga
- 1 cucharada de cola de caballo
- 1 cucharada de raíz de jengibre (5 cm)

Preparación de las tres infusiones:

Para un litro de agua, hierve durante 10 minutos los ingredientes en un recipiente de acero inoxidable, porcelana o peltre (que no esté golpeado), a fuego suave. Después apaga la lumbre y déjalo reposar tapado durante 10 minutos más. Cuela y bebe durante el día, por tres semanas; haz una pausa por siete días y continúa con la siguiente infusión.

Como José tendía al perfeccionismo, no le fue difícil disciplinarse y cambiar los hábitos de su vida. Con tiempo y perseverancia logró nadar. Después aprendió yoga e incluyó la práctica de la meditación en su rutina cotidiana, aunque se quejara de permanecer sentado, concentrado en su respiración, sin saber qué hacer con los pensamientos obsesivos. Paulatinamente aprendió a sumergirse en las profundidades de la fluidez sin temor a morir ahogado por no controlarlo todo. Casi sin darse cuenta, llegó a entender a su mujer y dejó de pelear. José recuperaba la salud.

Ahora, después de haberte narrado la historia de José, quiero explicarte el funcionamiento orgánico de tu sistema musculoesquelético, el nivel energético y emocional que se encuentra detrás del cuerpo físico, además de darte un glosario de enfermedades y padecimientos con las plantas medicinales que contribuyen a la recuperación de tu salud y bienestar.

¿Cómo funciona tu sistema musculoesquelético en el cuerpo físico?

No te ensamblaron con pedazos de madera, aunque el artesano te hubiera hecho con la misma dedicación con la que Geppetto hizo a Pinocho. Fuiste creado con una estructura movible, flexible y transformable para que tu alma tuviera un lugar seguro donde encarnar. Y el alma, seas o no consciente de ello, necesita que tu cuerpo se desarrolle, se mueva y se transforme; de ahí que hayas sido dotado de huesos largos y cortos, articulaciones y espacios entre ellos. Y como tu estructura ósea es frágil, requiere de protección: la masa muscular.

El sistema musculoesquelético trabaja en conjunto con las articulaciones; en el lugar donde se unen dos o más huesos hay una articulación que otorga elasticidad y espacio para el crecimiento. Así, el movimiento de tu cuerpo ocurre gracias a la masa muscular que envuelve y protege a los huesos y las articulaciones. Aproximadamente tienes seiscientos cincuenta músculos, que se mantienen unidos al hueso gracias a los tendones.

Sin contar el cráneo y los dientes, tu esqueleto está compuesto por doscientos seis huesos, es decir, el doce por ciento del peso de tu cuerpo; que, principalmente, está encargado de dar soporte, apoyo y protección a los órganos y tejidos blandos.

Otras funciones importantes del sistema musculoesquelético son mantener tu postura erguida, permitir el movimiento, almacenar la concentración de sales de calcio y fosfato que el metabolismo distribuye a todo el organismo y producir células nuevas que la sangre utiliza para su regeneración. Su finalidad, en pocas palabras, es dar espacio, elasticidad, soporte, desplazamiento y flexibilidad.

¿Cómo funciona tu sistema musculoesquelético en el campo de las emociones o cuerpo sutil?

Si te colocas de pie, con los brazos extendidos, eres como un árbol bien plantado; pero a diferencia de los robles, los sauces o los cedros, tú tienes la capacidad del desplazamiento. En cada paso hay una elección, y en cada decisión marcas el futuro en el presente. Tu avance requiere de tu poder, pero éste no debería ser rígido, sino flexible. He aquí el principio de la libertad. Y la cualidad regenerativa del tejido óseo te permite reinventarte, momento a momento.

Éste es el sistema que te da los fundamentos para avanzar. Antes, sin embargo, tendrás que soltar: soltar el pasado, las expectativas, las creencias, los prejuicios, lo "correcto", la perfección. Y así avanzar hacia la aceptación de ti mismo y de los demás. Por ejemplo, cuando los huesos son afectados por el cáncer, es posible que su fuerza se haya quebrantado por la rigidez, el resentimiento, la crítica excesiva y una búsqueda insaciable de la perfección.

Las fibras musculares están vinculadas con el avance y la valoración hacia ti mismo y los demás. Unos muslos fuertes indican seguridad para ir hacia adelante. Por el contrario, el debilitamiento muscular tiene que ver con la falta de motivación y fuerza para realizar lo que quieres. La distrofia muscular, por ejemplo, está causada por el intento de controlar lo incontrolable, sentir que no vale la pena iniciar algo por ser causa perdida y renunciar antes de dar el primer paso. En general, los padecimientos en las articulaciones están asociados al juicio y a la rigidez mental. Su lema es "todo funciona mejor cuando yo tengo el control y está bajo mis reglas".

Enfermedades y padecimientos del sistema musculoesquelético, y alimentos, bulbos, cortezas, flores, hojas y raíces para tratarlos

Arteriosclerosis: aguacate, ajo, alcachofa, barbasco, boldo, cannabis, chícharo (guisante), col, espinaca, gingko biloba, ginseng, jengibre, lechuga, manzana, mapurite, olivo, ortiga, romero, sauce, tabaco, zapote.

Artritis: aguacate, ajo, alcachofa, barbasco, boldo, borraja, cannabis, cardo santo, chícharo (guisante), col, cúrcuma, espinaca, gingko biloba, ginseng, jengibre, lechuga, manzana, mapurite, ortiga, romero, sauce, tabaco.

Artrosis: aguacate, ajo, barbasco, boldo, cannabis, cardo santo, chile, cúrcuma, gingko biloba, ginseng, harpagofito, jengibre, lechuga, manzana, mapurite, olivo, ortiga, romero, tabaco.

Cáncer de hueso y cartílago: aguacate, chícharo (guisante), col, diente de león, equinácea, espinaca, lechuga, maíz, manzana, muérdago, sauce, té verde, uña de gato peruana.

Caries (no sustituye al dentista): clavo, gordolobo, hierbabuena, jengibre, lavanda, menta.

Desmineralización ósea: aguacate, apio, arroz orgánico, avellana, barbasco, berro, cebolla, col, cola de caballo, chícharo (guisante), manzana, ortiga menor, paprika, perejil, piña, zanahoria.

Dolor de dientes y muelas: árnica, clavo, cocolmeca, huizache (raíz), jengibre, lavanda, sangre de drago.

Esclerosis: aguacate (fruto y hojas), ajo, chícharo (guisante), col, gingko biloba, lechuga, manzana, olivo, té verde.

Esguinces o esguince óseo: ajenjo, árnica, cola de caballo, consuelda, malvavisco, matlali santa María, romero, ruda, sauce.

Fibromialgia: aguacate, árnica, avena, barbasco, borraja, cannabis, chícharo (guisante), col, cúrcuma, gingko biloba, harpagofito, lechuga, manzana, mapurite, olivo, ortiga, tabaco, té verde.

Gota: ajo, avena, borraja, cola de caballo, cólquico, enebro, manzana, ortiga, sosa.

Osteoartritis: aguacate, ajenjo (microdosis), chícharo (guisante), col, espinaca, jengibre, lechuga, manzana, mapurite, olivo, ortiga, romero, sauce.

Osteoporosis: aguacate, alfalfa, apio, barbasco (raíz), cebolla, chícharo (guisante), cimicífuga, col, cola de caballo, espinaca, fenogreco, lechuga, maíz, malabar, manzana, olivo, ortiga, zarzaparrilla.

Reumatismo: aguacate (fruto y hojas), ajo, alcachofa, avena, boldo, borraja, café, cannabis, cebolla, cempasúchil, chile, ciprés, diente de león, doradilla, enebro, harpagofito, helecho real, hiedra, hierbabuena, jengibre, limonero, mapurite, matlali santa María, ortiga menor, papa, perejil, pimiento, pingüica (hojas), raíz de chicalote, riñonina, romero, sosa, tabaco (hojas), violeta tricolor.

Tendones lastimados (tendinitis o bursitis): equinácea, matlali santa María, romero, ruda, tabaco (hojas).

CAPÍTULO 4

La alquimia de la nutrición:

la herbolaria como aliada de tu sistema digestivo

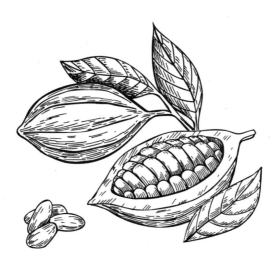

Teresa nunca sonreía a pesar de tener los dientes blancos, perfectamente alineados, parecía anuncio de pasta dental y escondía los ojos bajo sus largas pestañas, como si la mirada del otro la fuera a deslumbrar. Continuar en esta vida mundana o recluirse en algún monasterio era el discernimiento que la acompañaba mientras pintaba alas de ángeles en las tazas decorativas que vendía en tiendas de regalos. En sus tiempos libres, según me dijo, hablaba con Dios. Le contaba todo, cada intimidad, cada pensamiento: cómplices hasta la muerte. Pero no comprendía por qué, en su amor infinito, había creado un mundo pestilente.

La nariz de Teresa se arrugaba ante el hedor a basura, la comida descompuesta, las aguas negras, las grasas quemadas en el sartén, el humo de los camiones y, sobre todo, el de su aliento al despertar, el sudor al final del día y el de sus propias evacuaciones. Por eso se hidrataba poco y comía menos. Entrenada para controlar las eliminaciones indeseables de su cuerpo por varios días, soportaba el dolor abdominal con valentía, como si cada punzada fuera una expiación por sus malas acciones. Cuando sentía que el intestino estaba a punto de reventarle, no le quedaba más remedio que sentarse en el retrete, preguntándose: "¿Por qué dicen que estamos hechos a imagen y semejanza de Dios?".

A pesar de la incongruencia divina, Teresa ofrecía servicio de limpieza en la iglesia de su comunidad antes del primer toque de campana que anunciaba la misa de las seis. Cambiaba el agua de las flores, sacudía las vestiduras de los santos, les pulía el rostro para que las lágrimas parecieran reales, peinaba sus pelucas, les remendaba los vestidos, lavaba con esmero la santa túnica de Jesús —no sin antes santiguarse con devoción al pie de cada una de las imágenes— y abrillantaba el piso para que los feligreses sintieran que caminaban en el cielo.

Un hecho fortuito transformó su vida como si recibiera un chispazo de iluminación. Sucedió mientras limpiaba la sacristía. Un olor nauseabundo inundó la santa casa del Señor para mezclarse con el aroma del incensario en el altar y cada de rincón de la iglesia. Teresa se inclinó, llevándose la mano a la boca para evitar que saliera por arriba lo que no salía por abajo. Corrió al patio lateral y ahí, de repente, escuchó el chirriar de una puerta. Giró la cabeza lentamente para encontrarse de frente con el sacerdote que salía del baño arreglándose la sotana, con un periódico bajo el brazo.

—¿Qué pasa, hija? ¿Por qué esa cara de espanto? —dijo el sacerdote.

—Es el olor, padre, huele a mierda.

—Bueno, hija, nadie caga rosas.

El sacerdote desapareció dejando tras de sí una estela de confusos aromas. Teresa apuntó con el dedo índice al cielo para reclamarle a Dios: "Así que tu representante y yo olemos igual. ¿Por qué el padrecito no trata de disimular el olor nauseabundo que sale de su cuerpo? Hasta el periódico se mete al baño como si las noticias fueran su inspiración para cagar mejor. Y si el sacerdote y yo eliminamos las mismas inmundicias y olemos a carroña, ¿por qué él se considera hombre santo y yo mujer pecadora? Y finalmente, quiero saber, si estamos hechos a tu imagen y semejanza: ¿A qué hueles tú?".

Se fue a su hogar cabizbaja en espera de una señal, hasta que sus pensamientos taciturnos la llevaron de regreso al lugar que resistió durante tanto tiempo: su propia humanidad.

Cuando la conocí, se quedó de pie en el marco de la puerta sin atreverse a entrar porque el olor a flores le recordaba los panteones. Preguntó si mi lugar de trabajo pertenecía a una secta religiosa. Permaneció quince minutos inmóvil con el ruido de sus pensamientos, sin decidir si permanecía o huía. Se animó a dar un paso al frente y, desde ahí, habló lo más rápido que pudo acerca de sus padecimientos.

—Sufro migraña, siempre estoy inflamada, tengo cólicos menstruales y estoy gorda, a pesar de comer una vez al día.

—Si quieres, puedes entrar y tomar asiento —le dije, señalando una de las sillas.

—No, gracias. Aquí estoy bien.

—¿Qué pasa? ¿No te doy confianza?

—Quizá no seas tú, sino tu lugar. ¿Por qué tienes tantas flores?

—¿No te gustan las flores?

—Me gustan, pero sólo las veo en la iglesia o en el panteón.

—¿Y nunca tienes flores en tu casa?

—A veces, cuando le llevan flores a mi mamá el diez de mayo. Dime la verdad —continuó Teresa mirándome a los ojos como si estuviéramos en un juzgado—: ¿Perteneces a alguna secta religiosa?

—Claro que no. —Disimulé la risa—. ¿Qué te hace pensar eso?

—Tienes demasiadas. —Apuntó con el dedo índice a los floreros.

—Las flores son la inspiración de mi día. Para mí, simbolizan el esplendor del alma. Te invito a pasar.

Caminó despacio con la mirada escondida tras las pestañas, acomodó su falda y, con recato, se sentó en la orilla de la silla.

—¿Puedes ayudarme a bajar de peso y a quitarme estos dolores de cabeza que no me dejan dormir?

—Es probable, siempre y cuando estés dispuesta a seguir un tratamiento basado en flores y plantas medicinales.

Teresa no estaba gorda, sólo tenía unos kilos de más, pero la mirada ante sí misma la hacía pensar que tenía problemas de obesidad. Su forma de vida también afectaba los sistemas nervioso y hormonal, y el campo de las emociones no existía en ella. Pensaba que la colitis, los cólicos menstruales y las migrañas no tenían nada que ver con su estado anímico.

¿Qué hacer con esta mujer de treinta años? ¿No era consciente de su depresión? Tenía que sacarla del hoyo negro y propiciar la recuperación de su autoestima para que fuera capaz de seguir el tratamiento destinado a restablecer los sistemas digestivo, hormonal y nervioso. Observé la taza sobre el escritorio, recordé mi costumbre de tomar un chocolate disuelto en agua a media tarde para elevar mi energía, mientras continuaba con mi consulta. Por sus propiedades curativas y su aroma, la semilla haría milagros para rescatarla.

—Teresa —le dije—, empezaremos con el cacao.

—¿Cacao? ¿Chocolate?

—Este alimento es rico en magnesio, hierro, calcio, fósforo, cobre, manganeso y, en menor medida, contiene selenio, potasio y zinc. Tiene cualidades antioxidantes, ayuda a equilibrar el metabolismo, relaja los vasos sanguíneos, mejora la memoria y la capacidad de aprendizaje; también previene el alzhéimer, la trombosis, el cáncer y la arterioesclerosis; eleva la elasticidad en la piel y su hidratación. Sus flavonoides combaten la depresión y mejoran el sentido del humor. Además, contiene un químico muy importante, la feniletilamina, que no sólo es afrodisiaco, sino que te hace sentir feliz. Investigaciones recientes han encontrado que el cacao funciona como un neurotransmisor y es antioxidante.

»Las culturas mesoamericanas lo llamaban alimento divino. Cuenta la mitología mexicana que el señor Quetzalcóatl trajo del cielo un regalo para alimentar el corazón de la nueva humanidad: el cacao. Lo plantó, lo cosechó y enseñó la manera de cultivarlo, molerlo y hacer una pasta para preparar la bebida más preciada de todos los tiempos, el *xocolatl*. En el México antiguo tostaban las semillas, las molían y mezclaban con chiles asados y un poco de harina de maíz; después agregaban agua y miel de abeja mientras agitaban la mezcla con un molino de madera, ya que la cantidad de espuma era prueba de una buena elaboración.

»El valor de las semillas de cacao era tan apreciado que no sólo fue la bebida exclusiva de reyes, guerreros y nobles, sino que funcionó como moneda de intercambio comercial. Este fruto ha sido una de las aportaciones más importantes que México otorgó al mundo, aunque en un principio fue despreciado en Europa por su sabor amargo y su aspecto de suciedad.

Teresa pensó que podría comer libremente toda clase de chocolates, pero le aclaré que sus cualidades medicinales se pierden cuando se mezclan con azúcar, químicos y conservadores.

—Entonces lo haré con leche caliente. ¿Puedo utilizar leche baja en grasa?

—Los productos lácteos afectan de manera particular a los sistemas digestivo y hormonal. Tendrás que suspenderlos y sustituirlos por leches vegetales.

—¿Y si no me gustan o me dan náuseas?

—Puedes añadir un poco de miel de agave y la leche vegetal de tu agrado: coco, avena o nueces. Además, para los fines que queremos alcanzar, no lo tomarás solo, sino combinado con otras plantas que harán sinergia para restablecer los sistemas digestivo, hormonal y nervioso, al mismo tiempo.

Para ello, le prescribí la siguiente receta.

INFUSIÓN DE ANÍS, CACAO, LAVANDA Y ROMERO

Ingredientes:

* 1 cucharada pequeña de cacao orgánico en polvo
* ½ cucharada pequeña de semillas de anís
* ½ cucharada pequeña de romero
* 3 flores de lavanda
* 1 taza de agua o leche vegetal al gusto

Preparación:

Coloca todos los ingredientes en el fondo de una taza, añade una taza de agua caliente o leche vegetal (coco, almendra, arroz, chícharo), deja reposar 10 minutos. Cuela, bebe y disfruta después del desayuno y el almuerzo.

Le di, además, las siguientes recomendaciones:

—Teresa, cada vez que tomes una taza de chocolate amargo, saboréalo, bébelo despacio para activar la unión entre la divinidad del cacao y tu alma.

—Bueno, si Dios está en todas partes, supongo que las plantas también son una manifestación de su poder.

Poco a poco, el *xocolatl* hizo el milagro. Teresa salió de la depresión e inició el proceso de reconciliación con ella misma y con los seres humanos. De la misma manera, adquirió un nuevo orden alimenticio que incluía no sólo comer tres veces al día y tomar dos litros de agua, sino elegir los mejores nutrientes para su bienestar. De manera complementaria, le sugerí el siguiente tratamiento herbolario de tres meses para la migraña y regular la digestión.

Tratamiento para la migraña y la digestión

Primer mes:

INFUSIÓN DE CUACHALALATE, HIERBABUENA, MANZANILLA Y ZACATE LIMÓN

Ingredientes:

- 1 cucharada sopera de flores de manzanilla
- 1 cucharada de hierbabuena
- 1 cucharada de zacate limón
- 1 trozo de cuachalalate

Preparación:
Coloca todos los ingredientes al fondo de una jarra con capacidad para 1 litro. Agrega 1 litro de agua hirviendo. Tapa el recipiente y déjalo reposar toda la noche. Al día siguiente cuela y bebe durante el día.

Nota: Si te es difícil conseguir los ingredientes o preparar la infusión, puedes llevar el tratamiento con extractos de las hierbas en microdosis. Para ello, diluye 15 gotas de cada uno en un vaso con agua, 3 veces al día, durante todo el mes.

Segundo mes:

INFUSIÓN DE ANÍS, MILENRAMA Y VERBENA

Ingredientes:
- 1 cucharada sopera de anís
- 1 cucharada sopera de milenrama
- 1 cucharada sopera de verbena

Preparación:
Elabora esta infusión siguiendo los mismos pasos con los que preparaste la infusión anterior.

Además de la bebida, toma 20 gotas de extracto de alcachofa en microdosis disueltas en un vaso de agua antes de cada comida.

Tercer mes:

TRATAMIENTO DE GINGKO BILOBA, GUANÁBANA Y PASIFLORA

Microdosis herbolarias:

- Guanábana
- Gingko biloba
- Pasiflora

Diluir 20 gotas de cada uno de estos extractos en microdosis en un vaso de agua y beberlo antes de cada comida.

El tratamiento herbolario hacía su trabajo en el cuerpo físico y, de manera imperceptible, las plantas apoyaron la depuración de pensamientos y emociones, proceso que nosotras reforzamos con las pláticas que teníamos cada vez que nos veíamos.

—¿Continúas absteniéndote para ir al baño? —le pregunté a Teresa un mes después.

—Más o menos, no puedo evitar la náusea —contestó Teresa con una mueca.

—¿Sabes lo que significaba el oro para nuestros ancestros?

—Sin duda algo muy valioso.

—Cuando estudié *El códice Borgia* me sorprendió ver que algunas pinturas mostraban a las deidades con una sustancia amarilla que salía de sus nalgas; al preguntar a mi maestro, me respondió que era oro. Para ellos el oro es el desperdicio de los dioses.

—¡No me digas! —Reía tanto que no podía hablar—. El padrecito de la parroquia se ha de haber sentido Juan Diego cagando rosas. ¿Qué será lo mío? ¡No me digas que deshechos alimenticios! Si los dioses cagan oro, me quedo con la plata. Si me estriño, no será por el intestino, sino por los cuarzos que seguramente vienen engarzados.

Nos doblamos de la risa. La seriedad se derretía como se derriten los metales y, junto a ella, el miedo a la humanidad. Teresa dejó de relacionarse con las santas imágenes de la iglesia para descubrir que los hombres y las mujeres son seres como ella. Y ella, ¿quién era?

—No sé quién soy. ¿Quién soy? —preguntó una tarde.

—¿La pregunta es para mí o para ti?

—Para las dos.

Teresa puso el dedo índice frente a su rostro, como si fuera independiente de su mano, con la que hablaba.

—¿Quién eres? —preguntó a su propio dedo—. ¿Ya se te olvidó? Tú eres yo, yo también soy tú —dijo al dedo y después apuntó hacia mí—. Y también soy ella. ¿Estás de acuerdo?

—¡Claro! —le dije, levantando mi propio dedo—. ¡Somos iguales!

Teresa caminó hacia la ventana moviendo los dedos en el aire, como si ellos llevaran la dirección y no sus piernas. Los colocó sobre el vidrio, los movió de un lado al otro como si tuvieran unos ojos minúsculos que miraban al exterior.

—Últimamente he tenido el impulso de ir más allá de mis narices —anunció para mi sorpresa.

—¿Y qué te lo impide?

—Nada, por ahora.

Súbitamente vendió sus pocas pertenencias, sacó sus ahorros y, por primera vez en su vida, tomó un avión. Recorrió Asia por varios meses, desde la India hasta las montañas de Nepal. Necesitaba conocer culturas y religiones diferentes, seres humanos con rasgos, costumbres y formas de ver la vida distintos. Cruzó la cordillera montañosa para verificar si Dios estaba en todas partes. Lo que aún no sabía era que el recorrido de sus pasos la haría descubrir la parte de sí misma que tenía extraviada desde antes de nacer.

A su regreso me miró de frente sin esconder los ojos tras las pestañas, con esa expresión que evoca la bondad innata con la que miran las vacas, consideradas sagradas en la India. Y sin ningún reparo mostró la perfección de una sonrisa que se ampliaba de oreja a oreja. No era la joven que limpiaba la iglesia, sino la diosa encarnada.

Ahora, después de haberte narrado la historia de Teresa, quiero explicarte el funcionamiento orgánico de tu sistema digestivo, el nivel energético y emocional que se encuentra detrás del cuerpo físico, además de darte un glosario de enfermedades y padecimientos con las plantas medicinales que contribuyen a la recuperación de tu salud y bienestar.

¿Cómo funciona tu sistema digestivo en el cuerpo físico?

Señoras y señores, con ustedes lo que hacemos mínimo tres veces al día; lo que produce placer, alegría, apapacho, energía, salud, vitalidad y belleza; lo que es motivo de convivencia, pretexto de comunicación; lo que acelera los sentidos y nos hace exclamar: "¡Mmm!", como las vacas: tu nutrición, la función más gozosa del sistema digestivo.

¿Te has preguntado cómo opera el engranaje del sistema digestivo cuando te alimentas? Su funcionamiento es tecnología de punta. Está encargado de recibir alimento, triturarlo, molerlo, mezclarlo con jugos gástricos y licuarlo hasta formar una masa suave que pasa al intestino delgado, encargado de absorber los nutrientes que van a los conductos linfáticos, al corazón, al torrente sanguíneo y, finalmente, a todos los órganos del cuerpo. También elimina, de manera natural, a través del colon, lo que el organismo no necesita.

La comida entra por nuestra boca para saborearla y masticarla. Las papilas gustativas sirven para que te deleites, pero si comes rápido no das tiempo a que el sentido del gusto identifique los sabores que te agradan. ¿Sabías que cuando el sentido del gusto saborea elige los nutrientes que el organismo necesita y lleva los sabores al alma para que goce la experiencia de ser nutrida en todos los niveles: físico, emocional y energético? De otra manera, alimentarse se convierte en una acción mecánica cuyo objetivo es masticar para tragar, y entonces es probable que tengas una digestión deficiente con problemas de absorción y gases extraños.

Si comes despacio y saboreas cada bocado tendrás una perfecta absorción de nutrientes y minerales, además de un alma feliz. Nuestros ancestros masticaban cada bocado hasta treinta veces. Quizá en nuestra moderna cultura occidental no tenemos tiempo para treinta, pero ¿qué tal veinte? Es como si picaras la comida que deseas moler en la licuadora para obtener una mezcla suave, en lugar de poner trozos que fuercen las aspas de tu aparato eléctrico. Una buena masa no sólo se distribuye más fácil, sino que es asimilada en óptimas condiciones.

Varios factores contribuyen al buen funcionamiento del sistema digestivo: la calidad de la comida, la forma de cocinarla, la manera de comerla. No es lo mismo alimentos de baja calidad que comida rica en nutrientes. No es lo mismo cocinar con fuego que en el microondas. No es lo mismo comer de prisa que disfrutar un platillo.

¿Cómo funciona tu sistema digestivo en el campo de las emociones o cuerpo sutil?

El sistema digestivo no sólo se alimenta de comida, también se nutre de calma y descanso, con pensamientos positivos y una mente en paz. Así, el alimento se transforma en una energía que favorece el proceso de la digestión y, a nivel sutil, establece la conexión de luz entre el cuerpo y el alma.

El estómago es la bolsa que recibe las experiencias que llegan del exterior. El intestino delgado tiene que ver con la manera de analizar los pensamientos y regular tu capacidad de crítica. Ambos están relacionados con tu manera de asimilar lo que está en tu cabecita: andar por la vida con el vientre inflamado no se debe a lo que has comido, sino a los pensamientos rumiantes que masticas obsesivamente. Por algo se dice que el estómago es el segundo cerebro.

El colon regula lo que das a otros: si es demasiado, probablemente tiendas a sufrir diarrea; si tienes miedo de dar porque se acaba —desde cosas materiales hasta tiempo de calidad—, quizá sufras de estreñimiento. Asimismo, te invita a soltar el pasado; el aferramiento puede producir constipación intestinal y divertículos.

El páncreas regula tu capacidad de dar y recibir amor. Las personas diabéticas tienden a quejarse y preocuparse por todo: son expertas en encontrar el defecto, el problema, el peligro, lo que falta, lo que podría estar mejor, lo que hay prevenir. Dicen que confían, siempre y cuando todo esté bajo control. En lugar de asumir sus temores, los justifican con actitudes que llaman previsoras. Su lema es: sí confía, pero... Su falta de confianza y queja continuas les hace perder el buen humor; ciegos a su propia tristeza e insatisfacción, extravían hasta el sentido de la vida.

El hígado es el fuego que te impulsa a luchar por lo que quieres. Aquí vive el estratega que planea las batallas a ganar. Este órgano también regula los excesos para que aprendas a caminar por el justo medio. Alguien con hepatitis seguramente vive confundido, entre el enojo y el miedo, sin poder evaluar sus experiencias.

Se dice que el ingrediente esencial de un buen banquete es el estado anímico de quien cocina, y si éste tiene problemas, está triste, deprimido o de mal humor, puede enfermar a sus comensales. En algunas regiones está prohibido que las mujeres embarazadas entren a una cocina donde se hornea pan o se cuecen tamales, porque se dice que la masa se abre y no se cuece.

Antiguamente, en la cocina de los hogares mexicas se ponía una vasija de barro con la representación de una diosa llamada Chicomecóatl, quien representaba la divinidad inherente en el maíz y a ella le pedían bendiciones para que la persona a cargo de cocinar los alimentos lo hiciera con armonía. En la actualidad no tenemos a ningún santo junto a la estufa; sin embargo, cuando te paras en medio de la cocina te conviertes en una especie de alquimista que sabe que los alimentos nutren el cuerpo y sanan el alma de las personas.

Enfermedades y padecimientos del sistema digestivo, y alimentos, bulbos, cortezas, flores, hojas y raíces para tratarlos

Aftas bucales: caléndula, cocolmeca, propóleo, salvia, sangre de drago, vara de oro (solidago).

Alcoholismo: cardo mariano, chaya, flor de azahar, hierba de san Juan, pasiflora, pimiento, raíz de gato, valeriana.

Algodoncillo: cempasúchil, cundeamor, diente de león, gordolobo, jengibre, llantén, malva, mapurite, mercadela, orozuz, sangre de drago, tomillo.

Amibas: aguacate (fruto y hojas), ajenjo (microdosis), ajo, chaparro amargo, epazote de zorrillo, guanábana, guayaba (hojas), jacaranda, raíz de cúrcuma, raíz de granada, santa Martha, tomillo.

Anorexia: anís, berros, cacao, canela, clavo, diente de león, enebro, hierba de san Juan, tila, valeriana.

Ansiedad: azahar, guanábana, hierba de san Juan, manzanilla, milenrama, tila, valeriana.

Bulimia: hierba de san Juan, menta, tila, toronjil, valeriana.

Cálculos en vesícula biliar: alcachofa, berro, boldo, diente de león, doradilla (siempreviva), gobernadora, hierba del sapo, llantén, olivo, rábano negro.

Cáncer de colon: aguacate, camote morado, cempasúchil, chícharo (guisante), cuitlacoche, diente de león, guanábana (fruta y hoja), maíz morado, orozuz, té verde.

Cáncer de estómago: calabaza, camote morado, cempasúchil, cuachalalate, cuitlacoche, diente de león, guanábana (fruto y hojas), maíz, mercadela, sábila, uña de gato.

Cáncer de páncreas: camote morado, cempasúchil, cuitlacoche, diente de león, guanábana (hoja), uña de gato.

Cirrosis: alcachofa, boldo, camote morado, cardo mariano, culantrillo, equinácea, hinojo, palo azul, prodigiosa, salvia, té verde.

Cólera: genciana, tamarindo, vainilla.

Colesterol alto: aguacate (fruto y hojas), ajo, albahaca, alcachofa, alfalfa, alhova (fenogreco), avena, barbasco, berenjena, cacahuate, chícharo (guisante), cuachalalate, espinaca, ginseng, hierba del sapo, jengibre, lampazo mayor, lechuga, manzana, melón, mercadela, naranjo, olivo, té limón, té verde, yumel.

Cólico biliar: aguacate (fruto y hojas), ajenjo, boldo, cedrón, cempasúchil, cilantro, estafiate, gobernadora, magnolia.

Cólico estomacal: aguacate (fruto y hojas), albahaca, anís, árnica, artemisa, cempasúchil, cilantro, epazote de zorrillo, gobernadora, hierbabuena, manzanilla, orozuz, papaya, tabaco (hojas), té limón, tronadora, verdolaga.

Colitis: aguacate (fruto y hojas), anís, árnica, bardana, boca de dragón, cempasúchil, cuachalalate, hierbabuena, lavanda, manzanilla, matlali santa María, milenrama, tabaco (hojas), té limón, verbena.

Derrame biliar: aguacate (hojas), alcachofa, boldo, cardo mariano, cempasúchil, cilantro, diente de león, epazote de zorrillo, estafiate, gobernadora, llantén, magnolia, matlali santa María, marrubio, olivo, pimienta blanca, santa Martha, tianguispepetla, tomillo, verbena.

Diabetes: aguacate (fruto y hojas), alhova, artemisa, berro, boldo, cacahuate, cempasúchil, chaya, chicalote (raíz), cilantro, cundeamor, fresa, ginseng, gobernadora, guarumbo, jengibre, llantén, marrubio, matarique, mora, nopal, olivo, ortiga, papaya, sábila, sosa, tomate verde, tronadora, wereke, xoconostle.

Diarrea: aguacate (hojas), algarrobo, arándano, arroz orgánico, avellano, axiote, caléndula (maravilla), camote morado, capitaneja, cederrón, cempasúchil, ciprés, coco, epazote de zorrillo, guayaba (fruto y hojas), hierba del perro (escobilla), hierbabuena, llantén, magnolia, manzana, matlali santa María, orozuz, papa, papaya, ruda, sábila, santa Martha, tapacola, té limón, tianguispepetla, tomillo, tormentilla, toronjil, verbena.

Disentería: axiote, buganvilia, coco, epazote de zorrillo, garañona, granada, guayaba (fruto y hojas), manzanilla, matlali santa María, riñonina, santa Martha, tapacola.

Empacho: aguacate (fruto y hojas), axiote (microdosis), capitaneja, guayaba (fruto y hojas), hierba del perro (escobilla), hierbabuena, hoja sen, marrubio, tabaco (hojas), tapacola, tianguispepetla, toronjil blanco y rojo.

Espasmos intestinales: ajo, azafrán, belladona, cempasúchil, cimicífuga, drosera, gordolobo, hierbabuena, hinojo, lavanda, matricaria, mejorana, menta piperita, naranjo, naranjo amargo, pasiflora, peonía, tabaco (hojas), toronjil.

Estreñimiento: café, ciruelo, cuitlacoche, diente de león, guanábana, chícharo (guisante), hierbabuena, hoja sen, papaya, sábila, verbena, violeta.

Fiebre intestinal: borraja, cuachalalate, hierbabuena, manzanilla, tianguispepetla.

Gases intestinales: albahaca, anicillo, anís, cilantro, hierbabuena, hinojo, laurel, manzanilla, naranjo (flores), perejil, romero, ruda, salvia.

Gastritis: aguacate (fruto y hojas), anís, canela, cardamomo, laurel, lechuga, manzanilla, menta, orégano, papaya, perejil, tila, tomillo, tronadora.

Halitosis: anís, menta, té verde.

Hepatitis: aguacate, alcachofa, boldo, camote morado, cardo mariano, cardo santo, diente de león, garañona, hinojo, jengibre, llantén, mapurite, menta, orozuz, papa, plátano, té verde.

Hipo: clavo, valeriana y xilocaína.

Hipoglucemia: ajo, alcachofa, arándano, berro, cardo santo, cebolla, eucalipto, menta, nogal, ortiga, salvia, tormentilla.

Ictericia: boldo, cardo santo, cundeamor, diente de león, manzanilla, marrubio, tabaco (hojas).

Indigestión: ajenjo, albahaca, azahar, boldo, enebro, hierbabuena, hinojo, laurel, manzana, manzanilla, menta, té limón.

Infección intestinal: anís, anisillo, artemisa, coco, hierbabuena, jengibre, manzanilla, mercadela, tapacola, tomillo.

Inflamación estomacal e intestinal: anís, árnica, azahar, boca de dragón, calabaza, cardo santo (raíz), clavo, cempasúchil, cocolmeca, cuitlacoche, diente de león, equinácea, fenogreco, girasol, gobernadora, hamamelis, hierbabuena, hinojo, limonero, manzanilla, orégano, papa, papaya, pera, romero, ruda, tomate verde, verbena.

Intoxicación por alimentos: ajo, apio, manzanilla, orégano, raíz de tlacopatle, salvia.

Llagas en la boca: eucalipto, mercadela, sábila, sangre de drago, tomillo.

Migraña digestiva: azahar, jengibre, matlali santa María, milenrama, pasiflora, sauce, sosa, té verde, valeriana.

Náuseas: albahaca, jengibre, manzanilla, té limón.

Obesidad: albahaca, berro, espárrago, hierbabuena, hoja sen, lechuga, romero, toronjil.

Retención de líquidos: berro, cocolmeca (con todo y su raíz), cola de caballo, marrubio, melón, pera, perejil, piña, té verde, tlanchalagua, tumbavaquero.

Parásitos intestinales: aguacate (fruto y hojas), ajenjo, (microdosis), ajo, epazote de zorrillo, granado, guanábana, guayaba (fruto y hojas), marrubio, melón, nogal, orozuz, tomillo.

Pérdida de apetito: alcachofa, anís, boldo, capuchina, cáscara sagrada, cempasúchil, genciana, jengibre, orégano, pimienta blanca, ruibarbo, té limón.

Tenia: ajo, calabaza (semillas), granado, nogal.

Tifoidea: jengibre, mercadela, tianguispepetla, tomillo.

Úlceras bucales: boca de dragón, café, cundeamor, diente de león, llantén, sangre de drago, tomillo.

Úlceras gástricas: aguacate (fruto y hojas), alfalfa, borraja, camote morado, centella asiática, col, cuachalalate, gobernadora, llantén, naranjo (flor), orozuz (regaliz), papaya, sábila, té verde.

Urticaria: aguacate (hojas), manzanilla, marrubio, romero, sábila.

Vómitos: albahaca, axiote, clavo, gobernadora, hierbabuena, hinojo, jengibre, menta, té verde.

CAPÍTULO 5

La sabiduría del discernimiento:

la herbolaria como aliada
de tu sistema urinario

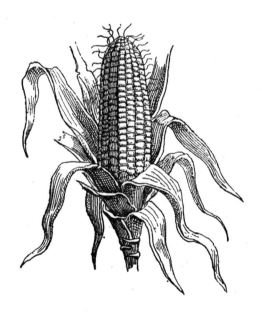

Una mujer delgada y vestida a la última moda entró a mi consultorio, mientras hablaba con alguien por celular; con la mano libre, hizo señas a mi asistente para anunciar su presencia. Tomó asiento con la mirada fija en ningún lugar, concentrada en la conversación con la persona con quien hablaba. Diez minutos después mostró el reloj para indicar el retraso. Mi asistente respondió con otra seña para indicarle que no tardaba en pasar a su sesión. Resopló y volteó al techo para manifestar su molestia. El paciente que estaba en mi oficina salió sonriente, despidiéndose con un abrazo. La mujer se levantó antes de que le dijeran que podía pasar, su cabello lacio se columpiaba al ritmo de sus pasos rápidos.

—Pedí cita para entrar puntual, pero en lugar de eso tengo que esperar quince minutos como si no tuviera nada que hacer mientras escucho el tic tac del reloj, que me recuerda los minutos perdidos —hablaba rapidísimo y sin pausas.

—Pero ya estás aquí. ¿Cuál es tu nombre?

—Adela Ramírez. —Cruzó la pierna, que nunca dejó de mover—. Tengo cálculos en el riñón.

—¿Desde cuándo?

—No lo sé, una noche me despertó el peor dolor de mi vida en la espalda baja. Pensaron que era apendicitis, pero el ultrasonido reveló las piedras. Y no me quiero operar.

Sólo entonces mostró un poco de vulnerabilidad.

—Me dijeron que podías apoyarme con herbolaria, ¿es cierto?

—Así es, Adela. Existen plantas curativas con propiedades para deshacer cálculos en los riñones. Sin embargo, la eficacia de la herbolaria necesita de tu colaboración.

—¿De la mía? ¿Qué quieres decir?

—Tu cooperación es importante. No se trata de que te tomes unos tés mecánicamente como si tomaras unas píldoras, sino de que desarrolles hábitos para que tengas un nuevo orden...

—Mira —me interrumpió—, soy extremadamente ordenada en todo lo que hago.

—Mejor —sonreí—, así podrás avanzar más rápido. Pero se trata de un nuevo orden basado en algunas prácticas que muy probablemente pasas por alto.

—¿Como cuáles?

—¿Te alimentas sanamente?

—Cuando tengo tiempo, a veces, no siempre.

—¿Realizas algún tipo de ejercicio?

—Eso sí, voy al gimnasio todas las mañanas.

—¿Duermes bien? ¿Tomas tiempo para el descanso?

—¿Dormir y descansar no son lo mismo?

—Puedes dormir sin descansar o pasar de una actividad a otra sin hacer pausas.

—Dormir, descansar o pausar es de flojos, algo que no permito en mí ni en nadie. ¿Qué tiene que ver esto con la herbolaria? —Adela hizo un movimiento que sugería su salida de mi consultorio bolso en mano, pero se contuvo—. No veo ninguna relación. Además, yo estoy bien.

—¿Qué significa "estar bien" para ti?

—Que no me enfermo.

—¿No?

—Las piedras no son una enfermedad.

—Vamos a ver, Adela, pediste una cita, llegaste puntual, estás sentada frente a mí. ¿Por qué estás a la defensiva? El proceso de sanación no sólo se acompaña del poder curativo de las plantas. Se requieren otros factores: un cambio de hábitos, ser consciente de tu estado

77

emocional y de los aspectos que intoxican la energía y producen enfermedades o padecimientos. La resistencia, por ejemplo, es una de las causas que provocan piedras en el riñón.

Respiró profundo desplomándose en la silla, desarmada.

—Platícame, ¿cómo eres, Adela?

—Ordenada, eficiente y productiva. Desde pequeña me gustan las competencias, los premios, las recompensas, ganar el primer lugar.

—¿Qué pasa si pierdes?

—Me deprimo.

—¿Compites por diversión o para ganar?

—Si no tengo la certeza de ganar, ¿para qué compito? En mi mundo se compite para tener la mejor posición, como la que ahora tengo en mi trabajo. Y no es fácil mantenerse en ese lugar, trabajo mucho para lograr resultados efectivos.

—¿Te diviertes?

—El trabajo no es diversión.

—¿Descansas?

—Te repito, no hay tiempo para el descanso. Como decían mis padres: la cama es para holgazanes.

Adela me relató un día de su cotidianidad: despertaba como resorte, iba al gimnasio, se duchaba con velocidad, bebía café instantáneo mientras conducía a la compañía en la que trabajaba un mínimo de doce horas y se mantenía alerta gracias a los refrescos y las bebidas con cafeína. La eficiencia en su trabajo la hacía altamente confiable, aunque no muy querida. Exigente con sus relaciones y consigo misma, quien cometiera una falta era eliminado de una lista basada en los estándares más rigurosos de la perfección.

A pesar de todo, tenía un grupo de amigas que apreciaban las cualidades que no era capaz de mirar en sí misma. A sus treinta y ocho años continuaba soltera, a pesar del anhelo de tener pareja y ser madre.

—Adela, si no cambias algunos hábitos, la herbolaria no podrá hacer algo por ti. ¿Podrías considerar la posibilidad de elevar tu calidad de vida para deshacer las piedras sin cirugía y, quizá, tener una relación de pareja?

—¿Intentas decirme que tengo que renunciar a mi trabajo?

—Para nada. Lo que necesitas es construir un camino que te lleve al bienestar. Empezaremos por cambiar hábitos alimenticios y descansar. Eso que tus padres llamaron "holgazanería" será uno de los pilares para tu sanación. ¿Estás dispuesta?

Adela cerró los ojos por un instante antes de responder, tendría que decidir.

—Estoy dispuesta.

Le sugerí que llevara una dieta basada en frutas, verduras, granos y proteína, de preferencia orgánicos; sustituir el café instantáneo por el de grano, las bebidas edulcorantes por agua; e incluir vitaminas, minerales y omegas para elevar su energía y sostener su bienestar. Además, le recomendé incorporar pausas dentro de su rutina: ocho horas de sueño, tiempo libre para alimentarse y divertirse los fines de semana. Insistí en que lo más importante era soltar la exigencia y la perfección.

—Me van a correr, Marián.

—Por el contrario, tendrás más energía para alcanzar tus resultados.

—¿Cuáles son las plantas que me van a apoyar en mi curación?

—Barbas de elote, cola de caballo y flor doradilla.

—¿Cómo? ¿El elote tiene barbas? La flor doradilla suena mejor.

—La mazorca tiene hebras sobre los granos, conocidas como barbas o cabellos, por contener taninos son un diurético eficiente para deshacer cálculos en los riñones.

—¿Quién pensaría que esos hilos que se tiran a la basura son medicinales?

—También ayudan en problemas de obesidad, hipertensión, cistitis, nefritis, insuficiencia renal y cardiaca.

—¿Y la flor doradilla?

—Es un helecho que brota en las piedras, los muros y los peñascos. Su nombre náhuatl es *yamanquite xóchitl*, que significa "flor suave que nace en la piedra". En la actualidad se le llama flor doradilla. Es altamente eficaz para disolver cálculos renales y biliares; también es diurética, baja el ácido úrico, favorece la expulsión de los residuos y purifica el torrente sanguíneo. Para tomar estas plantas, seguirás la siguiente receta.

TRATAMIENTO DIURÉTICO

Ingredientes:
- 2 cucharadas de cabello de elote
- 1 flor doradilla

Preparación:
Coloca los cabellos del elote y la flor doradilla al fondo de un recipiente de acero inoxidable. Vierte 1 litro de agua hervida y deja reposar durante la noche. Al día siguiente, cuela y bebe durante el día.

Adela intentó llevar el tratamiento durante las primeras cuatro semanas; sin embargo, tuvo poca mejoría, ya que la elaboración de los tés demandaba parte de su tiempo; así que en su siguiente consulta le sugerí una modificación: cambiar las plantas por extractos herbolarios en gotas.

TRATAMIENTO DIURÉTICO EN MICRODOSIS

Microdosis herbolarias:
- Cola de caballo
- Flor doradilla
- Rábano negro

Tomar 15 gotas de cada extracto disueltas en un vaso con agua, antes de cada comida.

Tras el segundo mes de tratamiento, los riñones de Adela estaban prácticamente restablecidos.

—Como por arte de magia. Estoy casi bien, pero no por completo —me dijo cuando entró a la consulta.

—¿Has descansado, Adela?

—No estoy dispuesta a desperdiciar mi tiempo en tonterías.

—¿Te parece que el descanso es una tontería?

—Por lo menos, una buena justificación para los holgazanes.

—¿Sabes qué es la melatonina? —le pregunté. Negó con la cabeza—. La melatonina —continué— es una hormona que produce la hipófisis para regenerar las células de tu cuerpo. Su horario de trabajo, por llamarlo de alguna manera, empieza en cuanto se oculta el sol. Pero como tenemos luz eléctrica, espera el momento en el que haya oscuridad para cumplir su labor. Entre más tarde duermas, menos tiempo das para la regeneración celular. Además, en los riñones están las glándulas suprarrenales que trabajan en conjunto con la hipófisis. ¿Te parece que esta actividad, necesaria para tu organismo, sea una pérdida de tiempo?

—Nunca lo había visto así —me dijo Adela, apenada.

—Es importante que duermas ocho horas. Además, tu cuerpo estará muy agradecido si le das una buena pausa, por lo menos, los domingos. ¿Te gusta la naturaleza?

—Me encanta —contestó Adela—, pero no tengo tiempo ni para ir al parque.

Adela dejó de trabajar los fines de semana. En lugar de saltar como resorte de la cama, se permitió hacer las cosas de manera pausada y empezó a salir con sus amigas a bosques cercanos. Aprender a hacer pausas impactó en todas las áreas de su vida: su energía vital aumentó, se volvió más alegre y tolerante. Sin darse cuenta, bajó la velocidad en su manera de comunicar, como si hubiera adquirido el sentido de la puntuación. Con el tiempo, logró entablar una relación de pareja.

Así, después del tercer mes, los resultados de la nueva resonancia mostraron los riñones limpios, sin cálculos ni arenillas.

Tras haber compartido contigo la historia de Adela, me gustaría explicarte el funcionamiento físico y energético de tu sistema urinario, y darte un glosario de las plantas medicinales que ayudan a la salud de este sistema.

¿Cómo funciona tu sistema urinario en el cuerpo físico?

Seguramente has notado que tu cuerpo es capaz de beber tantos líquidos como desees, sin inflarse como un globo. Y esto es gracias al sistema de filtración y eliminación que tienes en tu organismo. Quizá no habías tomado conciencia de la perfección de tu sistema urinario, pero ha llegado el momento de valorar a los riñones, los uréteres, la vejiga y la uretra.

Los riñones miden de diez a veinte centímetros y se encuentran en la espalda baja. A ellos les corresponde reconocer las impurezas de los líquidos que ingerimos y separarlos; eliminar, a través de la orina, lo que tu organismo no necesita; distribuir los nutrientes mediante el torrente sanguíneo. Asimismo, regulan los niveles de acidez y alcalinidad para equilibrar el pH que necesita la sangre. En la parte superior de cada riñón se encuentran las glándulas suprarrenales, en forma de triángulo, cuya función es la producción de ciertas hormonas, como la adrenalina, la cual regula el estrés.

Los uréteres son dos pequeños tubos que miden aproximadamente veinticinco centímetros y tienen entre tres y cuatro milímetros de diámetro. Están encargados de separar los líquidos nutritivos de los nocivos para convertirlos en la orina que es transportada a la vejiga.

La vejiga es una pequeña bolsa muscular situada arriba de la pelvis, cuya función es almacenar orina para eliminarla a través de la uretra. Cuando la vejiga está vacía es tan pequeña como una ciruela, pero al estar en su máxima capacidad puede alcanzar el tamaño de una toronja.

La uretra es un tubo muscular ubicado en la parte inferior de la vejiga, y no es igual en el hombre que en la mujer. La masculina tiene una longitud entre dieciocho y veintidós centímetros, y transporta no sólo la orina que va de la vejiga hacia la punta del glande, sino el semen que proveen las glándulas durante la eyaculación; por tanto, la uretra masculina forma parte del sistema urinario y hormonal. Por el contrario, la uretra femenina es corta (cuatro centímetros aproximadamente), lleva la orina de la vejiga al vestíbulo de la vagina y sólo forma parte del sistema urinario.

Como puedes ver, si bebes agua suficiente y líquidos saludables, tu sistema urinario tendrá el equilibrio perfecto para que se eliminen los residuos tóxicos y tu organismo tenga la hidratación que necesita.

¿Cómo funciona tu sistema urinario en el campo de las emociones o cuerpo sutil?

La cualidad natural de tus riñones para filtrar y eliminar impurezas es la misma capacidad que te otorgan para discernir lo que te beneficia de lo que te perjudica, lo sano de lo dañino, lo que conviene de lo que no. Esto no llega solo. Primero necesitas aprender a parar, hacer pausas mínimas de tres minutos; entrar en contacto con tu ser interior, llenarte de confianza y gozar con el que vive dentro de ti; elegir y tomar decisiones sin miedo; establecer relaciones aceptándolas como son y como no son, sin crítica ni juicio. Sólo así el discernimiento te permitirá alcanzar el balance necesario para una vida plena.

Si tus riñones están sanos, seguramente también te relacionas con el mundo que está más allá de ti, de manera equilibrada, eligiendo cuándo quieres la compañía de los otros y cuándo necesitas espacios para estar contigo. Lo que ordinariamente se llama soledad desaparece o se transforma en el gozo de estar a solas.

Saber estar a solas nutre la relación íntima contigo, en la que no hay tristeza ni vacío, ya que está llena de disfrute por ser un buen compañero o compañera tuyo. Pero sentir soledad como un dolor de ausencia puede hacer que uno de tus riñones se enferme. Además, la crítica y el juicio, hacia ti mismo o a los demás, pueden formar cálculos renales. Y el exceso de trabajo, insuficiencia renal.

El sistema urinario influye en tu capacidad para eliminar lo que te dices, como cuando piensas que eres un fracasado y que todo lo haces mal. También regula la autoexigencia, como cuando te obligas a trabajar sin descanso porque no estás dispuesto a que tu vida esté regida por la flojera.

Así como la hidratación es indispensable para el equilibrio de tu bienestar, también lo es el descanso. Los riñones son la fuente de tu energía vital y el reposo es la única manera para recuperarla. Recuerda: el reposo más importante es en posición horizontal y durante la noche. Y volvemos al asunto del discernimiento: ¿hasta cuándo trabajo y en qué momento hago una pausa?

Por último, unas palabras acerca del temor, una emoción necesaria en situaciones de peligro, pues te permite actuar con velocidad, huir o defenderte, gracias a la adrenalina que segregan las glándulas suprarrenales. Pero cuando el miedo te paraliza y no te deja pensar con claridad, ni ser capaz de mover los pies, es muy probable que sufras de algún padecimiento del sistema urinario, llámese retención de líquidos, cistitis, insuficiencia renal o cáncer. Observa: ¿cuál es el área de tu vida en la que te resistes a fluir, en dónde hay miedo o un alto nivel de exigencia? La observación consciente es la nutrición energética para el bienestar de tu sistema urinario.

Enfermedades y padecimientos del sistema urinario, y alimentos, bulbos, cortezas, flores, hojas y raíces para tratarlos

Ácido úrico: boldo, borraja, col, enebro, hinojo, manzana, ortiga, palo azul, pelo de elote, sauco.

Cálculos en vejiga: calaguala, doradilla, gobernadora, hierba del sapo, llantén, perejil, rábano negro.

Cálculos renales: berro, cabello de elote, calaguala, cola de caballo, diente de león, gobernadora, hinojo, lechuga, llantén, melón, palo azul, palo dulce, pan y quesillo, peonía, pera, perejil, rábano, sábila, sandía, vara de oro (solidago).

Cáncer de riñón: aranto, calaguala, doradilla, espárragos, melón, pera, perejil, sandía, uña de gato.

Cirrosis: alcachofa, boldo, camote, cardo mariano, culantrillo, equinácea, hinojo, palo azul, prodigiosa, salvia, té verde.

Cistitis: boldo, gobernadora, hinojo, lechuga, milenrama, palo azul, pera, perejil, salvia, zarzaparrilla.

Hidropesía: berro, calaguala, cempasúchil, diente de león, enebro, espárrago, hojas de pingüica, lechuga, marrubio, peonía, pera, perejil, raíz de tejocote, ruda.

Infecciones de vías urinarias: aguacate (fruto y hojas), ajo, arándano (fruto), cereza, limón, melón, naranjo, pingüica (hojas), piña, sandía, saw palmetto, tamarindo, zarzaparrilla.

Inflamación de la vejiga: borraja, diente de león, malvavisco, perejil, piña, riñonina.

Insuficiencia renal: apio, calaguala, cerezo, diente de león, maíz (cabello de elote y mazorca), manzana, ortiga, palo azul, palo dulce, pera, perejil, piña, sandía.

Obesidad: albahaca, berro, espárrago, hierbabuena, hoja sen, lechuga, romero, toronjil.

Retención de líquidos: berro, boldo, calaguala, cocolmeca (con todo y su raíz), cola de caballo, diente de león, doradilla, maíz (cabello de elote y mazorca), marrubio, melón, palo azul, palo dulce, pera, perejil, pingüica (hojas), piña, raíz de chivo, riñonina, té verde, tlanchalagua, tumbavaquero, verbena, yoloxóchitl.

CAPÍTULO 6
El tejido del alma:
la herbolaria como aliada de
tu sistema tegumentario

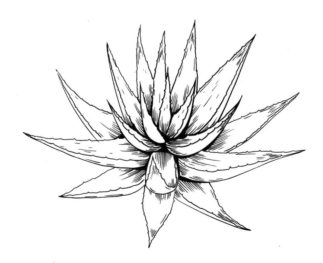

Pasó al consultorio con toda propiedad. Alta, delgada, de modales suaves, hablaba como si cantara, alargando las vocales.

—Hola, mucho gusto. —Me saludó con un beso tronado al aire, casi en la mejilla.

—Hola, Sofía. Bienvenida. ¿Qué puedo hacer por ti?

"Sabe que su presencia es admirada —pensé—, como una de esas muñecas con las que seguramente jugó en la infancia".

—Quizá todo. Quizá nada. En realidad, no tengo ninguna enfermedad. —Sonrió con gracia—. Al menos, eso dicen los médicos.

Se acercó discretamente para mostrarme el cuero cabelludo. Estaba cubierto por una capa blanca de la que se desprendía una especie de polvo parecido al polen de las flores en primavera. Después se removió las mangas, me mostró las rodillas, los codos y las manos, donde la piel mostraba inflamación, en unas áreas blancuzca y en otras rojiza.

En efecto, no tenía una enfermedad, sino un padecimiento. Algunos dermatólogos diagnosticaron neurodermatitis; otros, psoriasis. Pero todos coincidían en que la causa podía ser hereditaria o nerviosa, más que por una enfermedad en sí. Y no estaban tan equivocados.

—Estoy cansada de tomar medicamentos a base de cortisona, de untarme cremas ineficaces y de ocultar las zonas afectadas. ¿Crees que puedas hacer algo por mí?

—Por supuesto, Sofía. La herbolaria es altamente efectiva para la piel.

—Eso mismo he escuchado, por eso estoy aquí.

—Es importante que sepas que la piel es el lenguaje del alma, por lo que tendremos que atender, además, la parte emocional. ¿Estás dispuesta?

—He intentado tantas cosas que hablar de mis emociones, como si fueras psicóloga, no será difícil. De hecho, lo necesito. ¿Por qué es necesario?

—Verás, las propiedades curativas de las plantas se entretejen con las frecuencias del alma. Si tienes conciencia de la causa emocional que está detrás de una enfermedad, cualquiera que sea, es más fácil avanzar en los procesos de sanación. En tu caso, nuestra protagonista es la piel y a través de sus manifestaciones, llámense dermatitis atópica o psoriasis, podremos escuchar lo que calla, lo que ignoras de ti misma.

—Nunca había estado en una consulta envuelta en la filosofía.

—En realidad es una manera distinta de comprender al cuerpo para escucharlo.

—O sea, ¿mi piel quiere decirme algo?

—Vamos a ver, ¿tienes buen nivel de autoestima?

—¡O sea! —Se puso la mano en el pecho para responder, casi ofendida—. ¡Claro que me quiero! ¿Cómo no me voy a querer?

—¿Has hecho cuanto has querido?

—He hecho lo correcto.

—Explícate un poco más, por favor.

Fue la recién nacida más hermosa del hospital, la reina de la primavera en cada grado escolar, la porrista número uno de los equipos deportivos. Aprendió a caminar erguida, a mover la mano como princesa, a despedirse con una caravana. Llevaba el peinado perfecto, el vestido impecable.

Era la tarjeta de presentación de sus padres. Cuando cumplió quince años le regalaron una cirugía estética para aumentar el tamaño de sus senos y un delineado permanente en sus ojos y labios para seguir siendo su muñeca del amanecer al anochecer. Tampoco se cuestionó si era capaz y profesional en algún área, pues también decidieron que sería la socia de su madre en el negocio de artículos para la decoración del hogar.

Todo era perfecto en Sofía, salvo su piel. Ese padecimiento, que su madre consideró una lección divina para evitar en su hija el pecado de presunción, los mantenía en una lucha constante para regresarle su belleza original.

Nunca le preguntaron qué quería, ni ella consideró la posibilidad de preguntarse lo que deseaba.

—Sofía, ¿tú qué quieres?

—Curarme.

—Y si te curas, ¿qué quieres? —volví a preguntar.

Sofía me miró sorprendida de que se lo planteara. ¿Existía esa posibilidad? Por primera vez se dio cuenta de que estaba acostumbrada a aceptar cualquier cosa, sin decir no. Pensaba que la autoestima se medía a través de cumplir lo que otros querían de ella.

La ausencia del "no" tenía una repercusión en la falta de límites y el desorden en todas las áreas de su vida. Trabajaba horas extras, los empleados jamás acudían a sus solicitudes; su novio la presumía como artefacto de decoración, pero no la amaba; su infidelidad estaba justificada porque ellos son unos machos y todos son iguales, como su padre.

El mismo desorden se manifestaba en sus hábitos alimenticios. Sobrevivía a base de productos *light* en pocas cantidades para no subir de peso. Además de la neurodermatitis, estaba anémica.

—Sofía, lo primero que haremos es regular tu alimentación. Lo segundo, incorporar en tu lenguaje la palabra "no". Lo tercero, incluir un nuevo concepto: el límite, la frontera entre lo que quieres y lo que no; entre lo que rechazas y lo que aceptas. Para empezar, necesitas nutrientes que te den bienestar y energía, no sólo por la salud de tu piel, sino porque tu energía vital y tu alma también requieren una serie de prácticas para sanar los estados emocionales, de tal manera que haya coherencia en tu proceso.

—Pero voy a subir de peso, Marián.

—A lo mejor, pero sólo un poco para estar en balance. Te propongo hacer un ejercicio en este momento. ¿Lista? Cierra los ojos, realiza algunas respiraciones profundas, pon tu atención en el corazón; imagina todo lo que has aprendido acerca de lo que tienes que evitar para no subir de peso. ¿Lo visualizas?

—Sí, veo en mi mente todos los alimentos que consumo para estar por debajo de mi peso.

—Muy bien. Ahora, siente cómo se siente tu cuerpo de ser alimentado de esa manera.

—Me dieron náuseas y sentí cansancio.

—Perfecto. Ahora imagina que haces a un lado todos esos alimentos. Haz otra respiración profunda. Permite que tu cuerpo te diga en imágenes y en sensaciones lo que quiere comer.

—Vinieron a mi mente imágenes de diversas frutas y verduras, y se me hizo agua la boca.

—Muy bien, ahora te voy a poner un reto: todos los días vas a preguntarte qué fruta quieres elegir y te la vas a comer. Cada día comerás una fruta distinta. Vas a eliminar de tu alacena todos los productos *light* y los elaborados con azúcares refinados o químicos para endulzar.

—¿Puedo consumir miel o alguno de los azúcares no refinados, como la estevia?

—Sí, pero en pocas cantidades, no por el tema del peso, sino porque generan ansiedad. Pero ese es otro tema. Por lo pronto, quiero que te reeduques y que te vuelvas orgánica en distinguir lo que el cuerpo necesita y lo que no, para sostener el bienestar. Necesitas cultivar tu capacidad de autorrespeto, saber elegir lo que sí, lo que no. ¿Hay algún otro tema que mantienes oculto?

—¡Tantas cosas! De niña, pensaba que venía del mundo de las hadas.

—¿Qué te hacía pensar que eras un hada?

—Sentía cosas, tenía sueños que después se cumplían, miraba el mundo de una manera distinta al resto. Me preguntaba por qué había elegido nacer en un cuerpo humano. Me dolía, y aún me duelen la guerra, la violencia, el hambre, la pobreza. Quería regresar al mundo de las hadas, pero no sabía cómo hacerlo. Así me resigné a vivir en este cuerpo por error.

—¿Hay algo que te guste de este mundo?

—Los animales; de alguna manera inexplicable los puedo escuchar y soy capaz de sentir sus necesidades; los entiendo.

—Hemos hecho un buen avance. Por lo pronto, te voy a dar un orden alimenticio basado en frutas, verduras, leguminosas, nueces y pescados, y tratamientos herbolarios para tres meses. Si eres disciplinada y aprendes a observarte, lograremos que la salud de tu piel deje de ser un anhelo para convertirse en realidad. Además, recuerda: antes de aceptar cualquier cosa que te pidan, te vas a preguntar: ¿es esto lo que realmente quiero? Y te vas a dar permiso de dejar salir el sonido de la sílaba "no" por tu boca.

Sofía aprendió a observar que la dermatitis aumentaba cuando estaba estresada, angustiada, nerviosa, cansada, triste o enojada, y disminuía al estar relajada y contenta; así, comprendió la relación entre su cuerpo y su estado anímico.

Lo primero que le recomendé fue la incorporación de beber dos vasos de agua en ayunas. Aprendió que los alimentos saludables la mantenían en el peso equilibrado, para realmente nutrir el organismo, de tal manera que la piel fuera el reflejo del bienestar interno. Las vitaminas y los minerales que su piel necesitaba los encontraría en la zanahoria, la col, el melón y el tomate rojo, con un alto contenido en vitamina A; las semillas y el germen de trigo, que contienen la vitamina E; las espinacas, la lechuga y toda clase de hojas verdes, por el ácido fólico; la avena, las semillas de calabaza y los garbanzos, por el zinc; las acelgas, el ajo y la naranja, que contienen selenio.

Además, teníamos que incluir una fórmula herbolaria para desintoxicar el organismo de los medicamentos hechos a base de corticoides; por lo cual recomendé un tratamiento desintoxicante para el primer mes.

TRATAMIENTO DESINTOXICANTE

Ingredientes:
- 1 cucharada de diente de león
- 1 cucharada de mapurite
- 1 cucharada de raíz de orozuz

Preparación:
Coloca las plantas en una taza, calienta una taza de agua y viértela sobre las hierbas, deja reposar 15 minutos, cuela y bebe antes de cada comida.

LICUADO DESINTOXICANTE

Ingredientes:

- 1 manzana
- El jugo de 1 limón
- 1 rama de apio
- 1 rama de perejil
- 1 trozo de jengibre, sin cáscara

Preparación:
Licúa todos los ingredientes con ½ litro agua. Bebe y disfruta antes del desayuno.

También recomendé a Sofía sembrar una sábila en su hogar. Mientras su organismo se desintoxicaba, la planta fortalecería su raíz para ser utilizada a partir del segundo mes. Con ella podríamos cicatrizar las heridas de la piel.

La sábila o aloe vera pertenece a la familia *asphodelaceae*, su nombre científico es *aloe barbadensis miller*, que significa "sustancia brillante amargosa". Es uno de los medicamentos más antiguos en la historia de la humanidad. Llegó a las costas de México en una de las embarcaciones de la Conquista española como remedio oficial. Desde entonces se convirtió en planta imprescindible, pues, según cuentan las tradiciones, sus cualidades benefician al cuerpo, mientras que sus poderes protegen la energía de quien la tiene sembrada en la puerta de su hogar.

Se le han atribuido cualidades casi milagrosas, ya que posee más de setenta y cinco componentes potencialmente activos: sacáridos, aminoácidos, antraquinonas, enzimas, lignina, saponinas, ácido fólico, ácido salicílico, vitaminas y minerales, entre otros. Por sus propiedades antibacterianas, antivirales, cicatrizantes y antiinflamatorias, es fundamental para la salud y el restablecimiento del organismo. En mi práctica terapéutica la he recomendado para tratar enfermedades tanto del sistema digestivo, sanguíneo e inmunológico, como en diversos padecimientos cutáneos tales como psoriasis, neurodermatitis, acné, quemaduras, heridas, manchas, resequedad y alopecia.

Un mes después Sofía regresó a consulta. El tratamiento depurativo le permitió no sólo desintoxicarse, sino elevar su sistema inmunológico. Estaba lista para el tratamiento antioxidante y regenerativo. De esta manera, pondría en su piel la ternura que no recibió en la infancia.

TRATAMIENTO ANTIOXIDANTE Y REGENERATIVO

- Tomar en ayunas una infusión de jazmín con pétalos de rosas, durante un mes.
- Beber un vaso de licuado antioxidante antes del desayuno.
- Beber una infusión de sábila, después del desayuno y la cena, durante un mes.
- Untar tópico regenerativo de sábila en la piel y el cabello, durante un mes y el tiempo que se desee, ya que la sábila también lo embellece.

INFUSIÓN DE JAZMÍN
CON PÉTALOS DE ROSAS

Ingredientes:

- ¼ de cucharadita de flores de jazmín
- ¼ de cucharadita de pétalos de rosas

Preparación:

Coloca en 1 taza los pétalos de las flores, hierve 1 taza de agua y viértela sobre los pétalos, deja reposar 10 minutos, cuela y bebe.

LICUADO ANTIOXIDANTE

Ingredientes:

- 1 taza de frutos rojos
- 1 trozo pequeño de jengibre
- ¼ de cucharadita de cacao orgánico
- 1 cucharada de avena orgánica
- 1 vaso con agua simple o agua de coco

Preparación:

Licúa todos los ingredientes y disfruta la bebida antes del desayuno.

INFUSIÓN DE SÁBILA O ALOE VERA

Ingredientes:

- 1 trozo pequeño de sábila
- 1 taza de agua

Preparación:
Toma un trozo pequeño de la planta, ábrelo y añádelo a una taza de agua hirviendo. Deja reposar 15 minutos. Raspa la carne de la sábila y déjala en el agua. Retira la parte dura de la hoja. Bebe la infusión y come la parte interna.

TÓPICO REGENERATIVO

Ingredientes:
* Una pequeña parte de hoja de sábila

Preparación:
Corta una pequeña parte de la hoja, ábrela por la mitad, ásala y ponla sobre las heridas; de preferencia déjala actuar durante la noche. Al día siguiente enjuaga con abundante agua o date un baño. Para el cuero cabelludo, hierve un trozo pequeño de sábila en una taza de agua durante 10 minutos, enfría, licúa, cuela y agrega al champú. Este remedio sana cualquier afección del cuero cabelludo, evita la caída del cabello y resalta su brillo natural.

Le llevó un tiempo adaptarse a su nuevo estilo vida, como cuando aprendes los pasos de una danza con dedicación y compromiso; así, las lesiones en su piel empezaron a desaparecer.

Todas estas prácticas, que incluían el contacto con la naturaleza, la llevaron a entender que el desorden en sus relaciones surgía de una ausencia de respeto y amor por sí misma. Empezó a marcar límites a su pareja, aunque su relación terminara. Y lo que fue aún más drástico: renunció como socia en la tienda de artículos decorativos, sin que esto significara alejarse de su madre. Sin dudarlo, inició la carrera en veterinaria, a pesar de que sus padres intentaran convencerla de lo contrario argumentando que se veía ridícula sentada en una banca al lado de estudiantes más jóvenes que ella.

Al final del segundo mes, Sofía logró el restablecimiento completo de su piel. Actualmente vive en el campo con una pareja que la respeta y la ama; se dedica al bienestar de los animales y cultiva flores. Así, recupera el mundo mágico que le permite mantenerse leal a sí misma a través de la práctica herbolaria y aprende a vivir en ese cuerpo de humano sin querer renunciar a él.

Como en el caso de Sofía, es importante que tu alimentación sea sana y nutritiva; que ingieras diariamente dos o tres litros de agua; que practiques ejercicio; que sustituyas los azúcares refinados por frutas ricas en enzimas, y que los productos que utilices para tu piel estén libres de sulfatos y parabenos.

Aprende a escuchar el lenguaje de tu piel, a poner límites, a respetarte y a ser leal a lo que quieres. Honra la capa que protege la vasija divina que custodia tu alma.

¿Cómo funciona tu sistema tegumentario en el cuerpo físico?

Al inicio de tu gestación, tus células tejieron una capa traslúcida para contener lo que en un futuro cercano se llamaría cuerpo. Así tu piel fue el primer órgano que se creó para madurar y convertirse en un bebé.

El sistema tegumentario está constituido por la piel, el pelo y las uñas. La piel es el órgano más grande y complejo del cuerpo humano, su grosor varía de medio milímetro en zonas delgadas, como los párpados, a seis milímetros en zonas donde tiene más desgaste, como los pies. Está formada por tres capas principales y varias subcapas con distintos tipos de células: epidermis, dermis y grasa subcutánea.

El cuerpo tiene dos sistemas a través de los cuales recibe oxígeno y elimina impurezas: el respiratorio y la piel. Así como los orificios nasales son dos conductos para inhalar y exhalar, los poros son miles de pequeños hoyuelos dispuestos a tomar oxígeno y eliminar toxinas a través de la sudoración. Además, a través de sus extensiones naturales como las pestañas, las cejas, el vello y el cabello, regula tu temperatura corporal, te protege del frío, el calor, los golpes, las rozaduras y todos los agentes invasores.

Las uñas son otra extensión de tu piel y están formadas por células muertas endurecidas, compuestas de queratina. Junto con los dedos, sirven para prensar, rascar y hacer cosquillas.

Las células de tu piel se regeneran continuamente. Todos los días tienes la capacidad de reemplazar células viejas por nuevas, como la serpiente, cuya piel cambia cíclicamente cada siete años. Con el paso del tiempo y a medida que transcurre uno y otro ciclo, ella ofrece el abrigo impregnado de células muertas, como un ritual de sensualidad. Entre más anciana, más hermosa.

¿Cómo funciona tu sistema tegumentario en el campo de las emociones o cuerpo sutil?

A nivel emocional, la piel es el sistema de comunicación contigo y la realidad inmediata; establece el límite entre tu mundo interno y el externo, cuida tu espacio vital y te vincula con otros seres a través del contacto, las caricias y los abrazos. Por lo tanto, esta fina corteza guarda la memoria del afecto y comunica al mundo de manera inmediata cuando estás triste, cansado, molesto o feliz. De esta manera, revela tus emociones, el estado de salud y delata la verdad que oculta.

Tu piel es el principio de la confianza, la frontera del respeto y la fuente primordial de la autoestima; el vínculo de amor y lealtad contigo. Es un complejo sistema de comunicación que busca diversas formas de expresión, pero si no te escuchas, hablará a través de enfermedades o padecimientos; percibe la aceptación y el rechazo. Por ejemplo, si hay resequedad, no sólo pide hidratación, también alegría. Si existe un conflicto interior, se inflama. Cuando produce demasiada grasa, retiene los estados emocionales. El miedo al rechazo se manifiesta en el acné.

El herpes es una manera de gritar el enojo y la ira. La falta de amor se refleja en eczema. El vitiligo se relaciona con la falta de pertenencia e identidad. La psoriasis guarda la tristeza de la separación y el abandono. La neurodermatitis muestra el escudo que nos defiende para evitar el riego de ser lastimados. En cualquier caso, hay una renuncia a la esencia del alma, a la verdad de uno mismo, con tal de encajar en el círculo social en el que nos desenvolvemos. Ante el miedo al rechazo o a la falta de pertenencia, la identidad se esconde como si fuera un secreto. Y en ocasiones, con el paso del tiempo se olvida la esencia. No hay nada que genere más sufrimiento al alma que el olvido de sí misma. Esta especie de amnesia inconsciente tiene el riesgo de transformar las células sanas en cancerígenas.

La piel es la brújula interna que indica el rumbo de las emociones y apunta directamente hacia tu corazón. Percibe la energía de las personas, detecta circunstancias presentes o futuras y, desde sus capas más profundas, tiene el poder de ser leal a sí misma y crear el orden emocional que necesita. Si renuncia a su propio llamado, manifestará lo que trata de ocultar. La percepción sensorial es un atributo que permite afinar la comunicación entre el entorno y tus estados emocionales. De esta manera, la piel se regenera y se sana gracias a la lealtad, la confianza y el amor propio.

También manifiesta las heridas pendientes por sanar. El proceso íntimo permite que deje de reaccionar a través de los muchos padecimientos que la aquejan. Así pues, el trabajo interior permite el desarrollo de un nuevo aprendizaje: el del cuidado, el respeto y la lealtad a uno mismo. Sólo entonces la comunicación de la piel transforma la defensa en confianza, la ira en aceptación, la traición en lealtad, el desamor en amor propio.

Enfermedades y padecimientos del sistema tegumentario, y alimentos, bulbos, cortezas, flores, hojas y raíces para tratarlos

Acné: apio, avena, caléndula, chicalote, cola de caballo, enebro, estafiate, fresa, gobernadora, guayaba (hojas), lavanda, lechuga, malva, manzana, manzanilla, melón, ortiga, papaya, pepino, perejil, romero, salvia, sandía, tomillo.

Alopecia: aguacate, cola de caballo, gingko biloba, guayaba (fruto y hojas), lavanda, papa, romero, sábila.

Calvicie: aguacate, berro, lampazo mayor, olmo, ricino, tomate verde.

Caspa: axiote, menta, papa, tomillo.

Celulitis: aloe vera, café, centella asiática, dulcamara, fucus, ginkgo biloba.

Condilomas: barbasco, nochebuena, tila.

Estrías: almendras, árnica, caléndula, cola de caballo, uva, zanahoria.

Flacidez: avena, higo, higuera, manzana, melón, romero.

Forúnculos: azucena, barbasco, cempasúchil, coco, flor de nochebuena, gordolobo, jengibre, mercadela, romero, tomillo.

Grietas: almendras, aloe, caléndula, gordolobo, lavanda, sábila, sangre de drago, tabaco (hojas), tormentilla.

Herpes zóster: ajo, betónica, caléndula, capitaneja, cardo santo, centella asiática, equinácea, hierba de san Juan, hierba del pollo, llantén, mapurite, raíz angélica, sábila, sangre de drago, sosa, tomillo.

Hongos de pies: ajo, albahaca, gobernadora, manzana (vinagre), matlali santa María, sangre de drago, tomillo.

Hongos en uñas: ajo, cempasúchil, cundeamor, manzana (vinagre), mercadela, ruda, sangre de drago, tomillo.

Inflamación cutánea: aloe vera, arándano, árnica, mercadela, milenrama, sábila.

Ladilla, liendre y piojo: ajo, albahaca, aloe, cancerina, epazote de zorrillo, hamamelis, laurel, lavanda, marrubio, menta, olivo, perejil, poleo, romero, tomillo.

Lepra: axiote, equinácea, tabaco (hojas).

Llagas: cancerina, cempasúchil, chicalote, hierba de san Juan, hojas de guayaba, papaya, sábila, sangre de drago, sosa, tabaco (hojas).

Mezquinos: estafiate, nochebuena.

Paño de la cara (manchas en la piel): alcachofa, apio, berros, boldo, cardo mariano, chicalote, cola de caballo, diente de león, fresas y frutas rojas, jitomate, lechuga, manzana, melón, pelo de elote, pepino, perejil.

Piojos: árbol del té, eucalipto, gordolobo, lavanda, tomillo.

Psoriasis: aguacate (fruto y hojas), apio, avena, caléndula, diente de león, genciana, lavanda, manzana, mapurite, ojo de gallina, orozuz, ortiga, papaya, perejil, sauco, tila, toronjil, zapote blanco.

Sabañones: apio, canela, castaño de indias, cebolla, ciprés, cocolmeca, gordolobo, limón, papa.

Salpullido: aguacate (hojas), axiote, borraja, hamamelis, manzanilla, ortiga, romero, sangre de drago, tabaco (hojas).

Sarna: ajo, avena, axiote, guayaba (hojas), lavanda, nogal, olivo, sosa, tabaco (hojas).

Urticaria: aguacate (hojas), manzanilla, marrubio, romero, sábila.

Verrugas: barbasco, caléndula (maravilla), diente de león, hierba mora, higuera, nochebuena, sosa, tuya.

Vitiligo: calaguala, gingko biloba, hierba de san Juan, pasiflora, raíz angélica.

CAPÍTULO 7

La circulación del amor:

la herbolaria como aliada de tu sistema cardiovascular

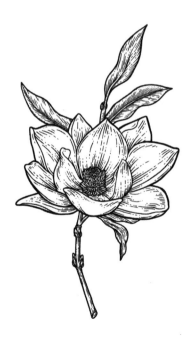

Armando Barrios vivía en un mundo de prosperidad aparente. Tenía una empresa de bienes raíces especializada en la compra de inmuebles viejos que remodelaba y vendía gracias al capital que invertían las personas que confiaban en él y en su negocio. Del dinero que ingresaba invertía un porcentaje a su persona porque él era la inversión más importante: vestuario, accesorios, auto, viajes, cursos motivacionales, libros, mujeres de compañía, vinos, regalos, retiros de meditación y hasta terapias. ¿Acaso la imagen carecía de valor? Otro porcentaje se destinaba a cubrir parte de sus deudas, y la última parte a la remodelación del bien raíz: honorarios, materiales, publicidad, vendedores. El peculiar manejo de sus recursos lo hizo desarrollar una extraordinaria habilidad para esconderse de sus acreedores.

Por otro lado, sus fortuitos contactos amorosos lo hacían brincar de una relación a otra, en busca de la mujer ideal que cumpliera con los requisitos de esposa y madre de unos hijos que en realidad no quería tener.

Una mañana, mientras desayunaba, bebía café y se actualizaba con las últimas noticias, se le durmió el brazo izquierdo y sintió una ligera punzada en el corazón. Armando se llevó la mano al pecho, pero no le dio importancia al dolor que anunciaba lo inevitable. Se dirigió al baño, se lavó los dientes, alineó su bigote con un peine diminuto. Se puso el saco, se acomodó la corbata y, portafolio en mano, sonrió frente al espejo para revisar su cabello intacto. Por segunda vez, sintió una ligera opresión en el pecho. Le faltó el aire, alentó sus pasos y antes de abrir la puerta un dolor intenso se le disparó en el pecho. Sus lentes salieron volando para hacerse añicos, y mientras su cuerpo se desvanecía, surgieron imágenes espontáneas de algún lugar de su memoria: el temor continuo de su madre desde que nació, el entierro de su padre, el llanto de aquella novia con un embarazo de tres meses cuando él dijo que no se haría responsable. ¿Qué había sido de ella y la criatura?

Armando logró salvar su vida gracias al sentido común de Matea, la empleada doméstica, quien lo encontró inconsciente en el pasillo. La ambulancia llegó en pocos minutos.

No se dio cuenta de que lo internaban en un hospital. Se vio en un lugar cubierto de neblina. Una tenue luz le permitió vislumbrar un camino que lo llevó hacia un campo donde resaltaba un árbol exuberante. Parecía un lienzo de Van Gogh. Al sentir una paz que nunca había experimentado se preguntó si estaba muerto.

Un personaje con túnica descendió del follaje para darle la bienvenida. Dijo que se llamaba Xiuhtecuhtli, guardián del tiempo y el no tiempo; que venía del resplandor del sol; que era guardián del poder del amor que surge en cada acto. Armando movió la cabeza en sentido afirmativo, pero no entendía nada.

—¿Estoy muerto? —Era lo único que necesitaba comprender.

—No del todo.

—¿Dónde estoy?

—En el espacio intermedio donde fue sembrada tu vida, junto al árbol que custodia tu alma. El lugar de donde sales para nacer y al que regresas al morir.

—¿Por qué estoy aquí?

—Hay que evaluar si vale la pena que regreses.

—Piense en mi pobre madre, ella siempre se preocupa por mí. Sufriría muchísimo si me muero.

—¿Qué hiciste con lo que te dimos?

—A mí no me dieron nada —se justificó, como lo hacía con sus acreedores.

—Te dimos un regalo.

—¿A mí?

—Todo ser recibe el tiempo como regalo.

Xiuhtecuhtli explicó que el tiempo se construye de instante en instante, de un sinnúmero de presentes. Armando sintió el impulso de la huida, buscó con la mirada un lugar seguro para esconderse como tantas veces, pero no había manera de escapar. De uno de sus ojos brotó una lágrima.

Xiuhtecuhtli, entonces, se levantó en el aire, se convirtió en colibrí, dio dos vueltas y media. Cada giro marcó la apertura del tiempo. El ave tornasolada cantó para anunciar la disolución del egoísmo que hasta entonces había congelado su alma. Tocó con el ala izquierda la región del corazón e insufló el aliento al que tiene derecho todo ser que pide reencarnar.

Aún escuchaba el canto del colibrí cuando percibió el sonido del monitor que marcaba su ritmo cardiaco, y entre las máquinas que lo mantenían con vida, reconoció a su madre.

Seis meses después de que lo dieran de alta, Armando Barrios llegó a mi consultorio. Alto, delgado, con el cabello castaño oscuro y bigote del mismo tono, vestía traje sastre y camisa de algodón con las iniciales AB bordadas del lado izquierdo. Se quitó el saco, lo puso en el respaldo de la silla y se sentó. Los anteojos, a la última moda, le daban un aire intelectual. Refinado y culto, se trataba con la misma delicadeza con la que un gato se relame el pelaje.

Mientras escuchaba su historia percibía la angustia en su expresión.

—¿Hay algo que te preocupe?

—No sé qué hacer con el tiempo que me dieron.

—¿Qué piensas que se necesita para aprovechar el tiempo?

—Orden. Pero no sé por dónde empezar —dijo moviendo las manos como si dibujara letras en el aire.

—¿Te parece que iniciemos con nuevos hábitos alimenticios y ejercicio? Tendrás que seguir las indicaciones dentro del tratamiento herbolario y trabajar en terapia las causas emocionales que te provocaron el ataque cardiaco. ¿Estás dispuesto?

—No tengo nada que perder.

—Lo primero es crear un compromiso. Después, entrega y responsabilidad.

Lo observé sentado en la silla frente a mí con esa extraña palidez del rostro de un alma hambrienta. Los nudillos salían de sus manos, que descansaban sobre una de las piernas, cruzada. Sus ojos pequeños me miraban a través de los cristales de aumento. Armando necesitaba escuchar el sonido de su propia risa, recordar su capacidad de jugar, aprender a caminar en el deshielo para no morir congelado.

—¿Qué debo hacer?

—¿Recuerdas algún árbol que haya sido importante o significativo en tu infancia? —pregunté mientras observaba, a través del ventanal, al viento jugar con las ramas de los árboles.

—¡Claro! En el jardín de mis abuelos había uno de tronco ancho y follaje exuberante que, en cierta época del año, daba una flor blanca enorme. Era mi compañero de juegos y mi refugio después de la muerte de mi padre. —Un nudo le cerró la garganta.

—¿Recuerdas su nombre?

Tragó saliva un par de veces antes de continuar:

—Magnolia, así le decía mi abuela con esa costumbre suya de ponerle nombre a todo.

—¿Será ésta? —En su mirada de nostalgia observé que la reconocía.

Su nombre científico es *Talauma mexicana*, también conocida como *yoloxóchitl*, pues en náhuatl *yolotl* significa corazón, y *xóchitl*, flor. De la familia *Magnoliaceae*, este árbol nativo de América no sólo se caracteriza por la belleza y el aroma de sus flores, sino por sus virtudes para sanar padecimientos respiratorios, trastornos nerviosos, enfermedades del corazón y heridas del alma.

Le sugerí tomar una infusión de magnolia antes de cada comida y además jugos antioxidantes por tres meses.

Armando sonrió al recibir la receta, pues le daría oportunidad de regresar a la casa de su infancia para contactar de nuevo con sus raíces.

INFUSIÓN DE MAGNOLIA

Ingredientes:
- 3 pétalos de flor de magnolia

Preparación:
Coloca los pétalos de la flor en un recipiente de porcelana o vidrio, vierte una taza de agua hirviendo, deja reposar 15 minutos y bebe sin endulzar antes de cada comida.

JUGO ANTIOXIDANTE

Ingredientes:
- 1 taza de frutos rojos
- ½ cucharada de cacao
- ½ cucharada de miel de agave (opcional)

Preparación:
Mezcla todos los ingredientes en la licuadora, con 1 taza de agua o leche vegetal (almendras, coco o chícharos). Disfruta la bebida en ayunas.

Unas semanas después Armando regresó a mi consultorio sin completar el tratamiento. Fue al hogar de los abuelos, pero en lugar de casa encontró un edificio de condominios y en el jardín un estacionamiento. Le temblaba el labio inferior.

—Hay algo que podemos hacer. Cuando una planta es difícil de conseguir, podemos utilizar el extracto y tomarlo en microdosis.

—¿Hay extracto de magnolia? ¿Dónde lo encuentro?

—En cualquier lugar especializado… Tomarás quince gotas sublinguales, antes de cada comida.

—Eso es fácil.

—De cualquier forma, entiendo tu tristeza. Es bueno que abras tu corazón.

Le expliqué que no podía pasar por alto su proceso emocional. La generosidad y el amor incondicional harían que el egoísmo se desvaneciera como un mal sueño. La magnolia ayudaría, pero faltaba una acción consistente que lo hiciera despertar.

—Uno de los motivos que causan las afecciones del corazón es el egoísmo. Necesitamos encontrar una llave que te abra al amor. Quieres a tu madre, pero hay que ir más allá de los límites que conoces. ¿Por qué no buscas un ser a quien proteger?

—¡Ah, caray! ¿De plano? No me digas que adopte a un niño o un viejito, por favor.

Guardé silencio unos minutos. Desde la calle escuché el ladrido de un perro. Recordé la mirada de Sabrina, el primer animal que adopté para que mis hijos desarrollaran compromiso y entrega.

—¿Qué tal un perro?

—No, no. Pensemos en otra cosa.

—Un perro no es un objeto.

—Da igual. ¿Quién va a caminar con él? ¿Quién limpiará sus heces? ¿Quién lo va a alimentar? Las mascotas son costosas: el veterinario, las comidas, el entrenador…

—No tienes que comprarlo. Adopta uno. No sabes los regalos que otro ser vivo tiene para ti. Quieres sanar el corazón, ¿no?

Antes de adoptar un cachorro, Armando vio algunos videos y leyó un libro para entender las bases del entrenamiento. Finalmente se hizo de un cachorro y, aunque en los primeros meses fue difícil, poco a poco aprendió a disfrutar de su compañía. Una noche en la que tuvo un ataque de tristeza, su perro se acurrucó en su regazo, lo miró y gimió para comunicarle que él también absorbía su dolor. Entonces la melancolía se esfumó elevándose a las nubes. Cuando descubrió que podía jugar con su mascota recuperó la risa y la gratitud por las cosas más simples.

A veces escuchaba el sonido de una sonaja: sabía que era Xiuhte-cuhtli, recordándole el tiempo adicional que había recibido. Aprendió a vivir el presente.

Como Armando, además de practicar el amor incondicional, te sugiero los siguientes alimentos y nutrientes para fortalecer tu sistema cardiovascular: almendras, avellanas, nueces y pistaches, brócoli, espárragos, chocolate amargo o cacao deshidratado, fresas, melón, plátano, especias como ajo, cúrcuma, jengibre y perejil; vitamina k, hierro, selenio y zinc.

¿Cómo funciona tu sistema cardiovascular en el cuerpo físico?

Cuando eras un ser minúsculo y tu cuerpo se parecía más al de un renacuajo que al de un bebé, el médico puso un aparato en el vientre de tu madre y por primera vez escucharon un sonido suave y rítmico, los latidos del corazón.

Este órgano es un músculo situado en el tórax, en un espacio parecido al de una cueva llamada mediastino, junto a la tráquea, el timo y los pulmones. Su base se dirige hacia arriba y ligeramente hacia atrás, entre las vértebras quinta y cuarta. El corazón es del tamaño del puño de tu mano.

El corazón está formado por cuatro cámaras: dos superiores (aurículas derecha e izquierda) y dos inferiores (ventrículos derecho e izquierdo). Las cámaras se contraen y dilatan a un ritmo de cien mil pulsaciones diarias.

Su función principal es bombear sangre para llevar oxígeno, glucosa y nutrientes hacia los tejidos de tu cuerpo. No sólo es una bomba; tu corazón también es una glándula encargada de la regulación endocrino-metabólica, pues sus hormonas son elementales para la homeostasis.

Este órgano no trabaja solo. Forma parte de una compleja red de comunicación periférica parecida a los distribuidores viales de las ciudades, denominada sistema cardiovascular. La circulación sanguínea fluye a través de las arterias, encargadas de llevar la sangre del corazón al organismo; las venas, que la llevan de regreso al corazón, y los vasos capilares, que unen las venas y las arterias.

El torrente sanguíneo está compuesto por glóbulos rojos, glóbulos blancos y plaquetas. La médula ósea, en el interior de tus huesos, es la responsable de producir los glóbulos rojos, que alcanzan los cinco millones por milímetro cúbico de sangre. Éstos distribuyen el oxígeno a todo tu organismo, a través de la hemoglobina. Los glóbulos blancos se encargan de defender y limpiar tu organismo de agentes extraños. Su número es menor al de los glóbulos rojos: 10 000 por milímetro cúbico. Las plaquetas, por su parte, son unas células muy pequeñas que se encargan de la coagulación sanguínea. Gracias a ellas, se evitan las hemorragias.

Ningún sistema cuida tanto el balance de nuestro organismo como el cardiovascular, ya que regula el ritmo cardiaco a través de la respiración y nivela la temperatura.

¿Cómo funciona tu sistema cardiovascular en el campo de las emociones o cuerpo sutil?

Los registros de la humanidad están repletos de historias amorosas, como si uno de los hilos conductores de la especie humana estuviera tejido con relatos de amor y desamor. Fíjate bien: en los acontecimientos históricos, cada vez que se gana o se pierde existe un personaje enamorado o traicionado: Paris y Elena; Marco Antonio y Cleopatra; Hernán Cortés y la Malinche; Elisabeth y Francisco I; Evita y Juan Domingo Perón.

Además, tenemos un gran repertorio de leyendas, mitos y anécdotas acerca del uso místico y mágico del fluido sanguíneo, al que se le atribuyen poderes sobrenaturales, desde hechizos para manipular los actos de los demás hasta desear el poder y la vida eterna. La sangre es considerada el líquido más valioso de la creación, porque en sus células lleva el poder de la regeneración celular, a través de la energía amorosa.

La sede del alma es el corazón. Al ser un músculo que se dilata y contrae, su movimiento asemeja la expansión y contracción del universo. ¿De qué manera se armoniza nuestro corazón con el del universo? Gracias al estado compasivo de la conciencia.

Tu corazón mide lo mismo que el puño de tu mano, tal vez sea para recordarte que dar y recibir, recibir y dar son capacidades naturales de las personas. Un corazón expandido es como la flama de una vela prendida que irradia luz para alumbrar a los demás. Tu corazón y tu alma cohabitan en el mismo espacio: el mediastino.

Desde tu propio universo expresas el gozo, la alegría y la gratitud, gracias a la circulación del amor por las arterias, los conductos sanguíneos y los capilares. Y es en la conexión de tu microuniverso con el macrouniverso que adquieres la conciencia de ser uno con el todo. Cuando desvinculas el mundo de adentro del de afuera surgen el aislamiento, la exclusión, la creencia de estar separado y, con ello, el sufrimiento y la depresión.

Así pues, las enfermedades cardiacas indican la creencia de estar separado; la crítica o el juicio permanentes a uno mismo y a los demás; la incapacidad de pensar en los otros; la falta de sensibilidad y la ausencia empática de sentir o percibir lo que el otro siente o necesita.

Desde mi práctica como sanadora, el egoísmo es una de las enfermedades más difíciles de sanar. Las personas sienten un hueco en el pecho y lo intentan llenar con acciones individualistas. Sin embargo, el individualismo profundiza la sensación de vacío que genera ansiedad y depresión. La cura más eficaz para sanar el egoísmo es el trabajo de servicio, la acción generosa de darse a los otros por el simple hecho de servir. Entonces, y sólo entonces, el frío del corazón podrá ser calentado gracias a las pulsaciones de generosidad y amor incondicional.

Por todo lo anterior, el sistema cardiovascular tiene que ver con tu capacidad de amar y fluir con las cualidades inherentes al ser: generosidad, confianza, alegría, entrega, compromiso y compasión.

Enfermedades y padecimientos del sistema cardiovascular, y alimentos, bulbos, cortezas, flores, hojas y raíces para tratarlos

Anemia: aguacate, alcachofa, alfalfa, alga espirulina, chícharo (guisante), espinaca, genciana, gobernadora, manzana, muitle, nogal, romero, té verde, tronadora, verdolaga.

Angina de pecho: ajo, cacao, cebolla, ginkgo biloba, chícharo (guisante), jengibre, limón, magnolia, melón, té verde, uña de gato.

Arritmia: aguacate, ajo, anona, chícharo (guisante), espárrago, espino blanco, flor de manita, flor de tejocote, ginkgo biloba, magnolia, marrubio, melón, olivo, perejil, plátano, toronjil, valeriana, yoloxóchitl.

Arterioesclerosis: aguacate, ajo, alcachofa, barbasco, boldo, cannabis, chícharo (guisante), col, espinaca, gingko biloba, ginseng, jengibre, lechuga, manzana, mapurite, olivo, ortiga, romero, sauce, tabaco, zapote (hojas).

Celulitis: aloe vera, café, centella asiática, dulcamara, fucus, ginkgo biloba.

Colesterol: aguacate (fruto y hojas), ajo, albahaca, alcachofa, alfalfa, alhova, avena, barbasco, berenjena, cacahuate, cuachalalate, espinaca, fenogreco, ginseng, chícharo (guisante), hierba del sapo, jengibre, lampazo mayor, lechuga, manzana, melón, mercadela, naranjo, olivo, té limón, té verde, yumel.

Hemorragias: bolsa del pastor, caléndula, hierba del pollo, llantén, milenrama, tormentilla.

Hemorroides: alcaparra, berenjena, boca de dragón, ciprés, coco, gordolobo, hamamelis, llantén, milenrama, ortiga, pimiento, raíz de chicalote, ruda.

Leucemia: aranto, damiana de california, equinácea, ginkgo biloba, gobernadora, hierba de san Juan, mapurite, tilo, trompetilla, uña de gato.

Presión arterial alta: ahuehuete, alpiste, lechuga, marrubio, muérdago, té limón, zapote blanco.

Presión arterial baja: buganvilia, damiana de california, orozuz (regaliz), romero, trompetilla.

Taquicardia: ajo, azahar, magnolia, pasiflora, ruda, toronjil, verbena, yoloxóchitl.

Triglicéridos elevados: aguacate (fruto y hojas), alfalfa, alhova, barbasco, boldo, guanábana, hierba del sapo, llantén.

Trombosis: ajo, lino, ruda, sosa.

Várices: ahuehuete, ajo, arándano, castaño de indias, centella asiática, ginkgo biloba, hamamelis, marrubio, milenrama, muérdago, ruda.

CAPÍTULO 8

La libertad de ser:

la herbolaria como aliada
de tu sistema inmune

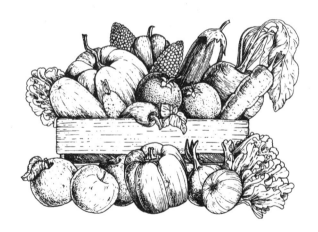

"¡Alejandro, mira nada más cómo traes los zapatos, niño! ¡No, Alejandro, baja la voz, que tu papá se molesta con el ruido! Los niños bien portados se van al cielo". Por eso, en cuanto pudo, se fue a vivir a Nueva York, para portarse como le diera la gana. Su madre decía que trabajaba en un despacho de arquitectos, pero la verdad era que caminaba entre las mesas con una charola en la mano, preguntándole a la gente qué quería de comer, qué deseaba beber y llevando velitas encendidas cada vez que algún cliente festejaba su cumpleaños en el restaurante.

Los padres de Alejandro eran, como se dice, "de buena familia, con resabios de abolengo". Vivían en una zona acomodada de la Ciudad de México y las empresas de don Alejandro prosperaban sin mayores contratiempos.

Cuando las amistades le preguntaban a doña Carmen si su hijo ya tenía novia, platicaba que vivía en un lujoso departamento y que no estaba casado porque era tan mujeriego como su padre en la juventud.

—¡Qué bueno! Pero le habrás conocido alguna...

—Nada —interrumpía su madre—, ya sabes lo reservado que es.

En realidad, doña Carmen se relacionaba con su único hijo como si fuera un ser fantástico sacado de su imaginación que cumplía sus expectativas: el emprendedor exitoso, el galán que prefería aprovechar su juventud antes de tener un compromiso y que algún día les daría la felicidad de convertirse en abuelos. Su padre, en cambio, guardaba silencio, pues nunca lo habían visitado.

Después de varios años de llevar una vida oculta, Alejandro regresó a su país resuelto a decir la verdad. Rentó un departamento en la Condesa y empezó a trabajar en la constructora de su tío Joaquín.

Desde su llegada, Alejandro pidió una reunión a solas con sus padres y, ante la insistencia, su madre organizó una comida familiar en domingo, como lo indican "las buenas costumbres". Doña Carmen cocinó los platillos que ella consideraba los favoritos de su hijo y, en un intento de adelantarse a los acontecimientos, construyó una historia idílica para alimentar una fantasía más que sólo existía en su cabeza: su hijo comprometido con una mujer refinada le daría los tres nietos que anhelaba cuidar los fines de semana.

Alejandro saboreó los chiles rellenos que su madre preparaba en cada cumpleaños. Y siguiendo la costumbre familiar, después del postre pasaron a la sala para tomar el té. Sólo entonces Alejandro se animó a hablar:

—Papá, mamá, tengo algo que decirles.

—Adelante, Álex —lo animó su madre dando pequeñas palmadas, como cuando el niño se presentaba en los festivales escolares.

—Conocí a alguien.

—Lo sabía —dijo su madre batiendo palmas—. ¿Quién es? ¿Cómo se llama? ¿Cómo la conociste? ¿Tienes fotos de ella? ¿Cuándo es la boda?

—Nos conocimos en Nueva York durante la pandemia. —Le dio un trago a su té. Sintió el sudor frío que le bajaba por la espalda. Dejó la taza a un lado. Se limpió la frente con un pañuelo—. Mike es el chef del restaurante donde trabajé.

—Qué curioso, un nombre masculino en mujer. Será como en México, que los hombres se llaman Guadalupe o María…

Su esposo la miró con el ceño fruncido, empezaba a entender lo que había ignorado desde que su hijo era pequeño.

—Mike es un hombre, mamá.

—¿Qué…? No entien…, ¿cómo?

—Soy gay. —Las palabras sonaron como un disparo.

En el silencio, el tiempo pareció estirarse.

—¿Homosexual? —Cuando las cosas no salían como ella quería, lloriqueaba—. Pero, Alejandro, te dije que te portaras bien...

—Ser gay no es portarse mal o hacer algo incorrecto —trataba de explicar, entendiendo el shock de sus padres.

—¡Pero es una enfermedad! —sentenció doña Carmen.

—¿Quién dijo que estoy enfermo? —contestó Alejandro tratando de conservar la calma.

El padre intervino:

—Conozco a los mejores especialistas, tu enfermedad debe tener una solución.

—La homosexualidad no es una enfermedad, papá. —Alejandro trató de tocarlo, pero éste lo contuvo.

—No te acerques, me das asco —dijo su padre apretando la mandíbula. Se irguió ajustándose el cinturón y abandonó la sala.

—No lo tomes a mal, hijo. Es por precaución, no vaya a ser contagioso —le explicó su madre acostumbrada a justificar al marido.

Y dejó a Alejandro, en medio de la habitación, solo. Al día siguiente su tío Joaquín lo despidió.

Alejandro se deprimió tras la reacción de sus padres. Incluso experimentó una debilidad que aumentaba con el paso de los días: fiebres ligeras, sudores nocturnos, insomnio, gripes, malestares intestinales. Al inicio no les dio importancia, pero las náuseas, la tos, la diarrea, el dolor de cabeza y la pérdida de peso no podían pasarse por alto. Después de varias consultas médicas y un sinfín de análisis clínicos, los resultados fueron evidentes: VIH.

—Tengo miedo —me confesó después de contarme su historia.

—Te entiendo, pero el VIH no te hace ser víctima de un destino que no quieres para ti.

—Tengo la enfermedad más temida de los últimos tiempos. No quiero morir aún. ¿Crees que puedas apoyarme?

—Claro que sí. Hay mucho que se puede hacer a favor de tu salud y bienestar. Si ya estás bajo supervisión médica, nosotros trabajaremos de manera paralela, pues no podemos negar ni haremos a un lado los avances científicos. ¿Estás de acuerdo?

—Claro. En realidad busco tu ayuda para complementar el tratamiento médico.

—Perfecto, en ese caso haremos los cambios necesarios en tus hábitos cotidianos para elevar el sistema inmunitario. Y también haremos una exploración de las emociones ocultas en tu sombra. ¿Tienes idea de cómo te contagiaste?

—Seguramente por descuido.

—En mi práctica como sanadora he comprobado que detrás del VIH están las emociones relacionadas con el ocultamiento de la personalidad, la vergüenza y la culpa. Así, lo que más fortalece al sistema inmunológico es la aceptación. En tu caso, también ayudará tener una alimentación rica en nutrientes de origen orgánico: frutas, verduras, tubérculos, arroz, leguminosas y nueces, y que los productos que reciba tu organismo estén libres de gluten, metales pesados y transgénicos. Es decir, vamos a eliminar de tu dieta el trigo, los productos lácteos y la soya; asimismo, las bebidas edulcorantes y el azúcar refinada. De esta manera, empezarás a producir más rápido los glóbulos blancos que requiere tu sistema inmune para recuperar tu bienestar.

—¿Por cuánto tiempo?

—Por el tiempo que desees vivir con salud y bienestar, Alejandro. Te comparto que esta es mi dieta y no tengo ninguna enfermedad. Este tipo de alimentación sostiene la salud de mi cuerpo físico y el bienestar de mi mente y mis emociones. Y yo necesito tener mi energía en balance para seguir con mi trabajo.

—¿No comes azúcar ni cuando te cansas o te sientes triste?

—No; el azúcar, las bebidas edulcorantes y los postres con gluten bajan la energía, producen ansiedad y depresión.

—Mi mamá me premiaba con postres. Así que para mí el pan se convirtió en un apapacho.

—Lo entiendo, para muchas personas la comida es una manera de demostrar el amor maternal. Pero ahora puedes apapacharte a través de nuevas prácticas: alimentación orgánica y balanceada, ejercicio y meditación. A esto lo llamo disciplina sagrada, pues es el camino del orden interno y externo. Si compartes este nuevo orden con alguien, es más fácil. ¿Tienes pareja?

—Antes de venir a México comencé a salir con Mike, el chef del restaurante donde trabajaba. Logramos profundizar la relación a pesar de la distancia.

—¿Sabe de tu condición?

—Lo sabe y lo acepta. Quiere que regrese a Nueva York.

—Entonces puedes compartir este camino holístico con él. Te voy a sugerir un orden alimenticio que seguramente, gracias a las artes culinarias de Mike, estará muy bien aderezado.

ORDEN ALIMENTICIO PARA ACTIVACIÓN DEL SISTEMA INMUNOLÓGICO

En ayunas:
- 1 taza de manzanilla

Desayuno:
- Licuado de frutos rojos orgánicos, con chía y leche de coco
- Dos huevos orgánicos o una proteína vegetal, con verduras

Almuerzo:
- Sopa de verduras
- Ensalada (lechugas, espinacas, betabel, jitomate, pepinos, zanahoria) o verduras asadas a elegir (calabaza, brócoli, coliflor, chícharos, papa, camote)
- Proteína: pescados blancos (huachinango, trucha, pargo, robalo, lobina), pollo o pavo orgánico. Si necesitas consumir carne roja, cuida que sea orgánica también

Cena:
- Verduras asadas y tubérculos a elegir: calabaza, brócoli, coliflor, papa, camote

- Proteína: queso vegano, quinoa o amaranto
- Leguminosas, a elegir: chícharos, frijoles, lentejas, habas
- 1 porción de cereal, a elegir: maíz o arroz

Después de cenar:

- 1 taza de té de limón

Alejandro continuó en México para afrontar una tarea: tomar su lugar en el mundo. Necesitaba mirar, en lo más oscuro de su sombra, si una parte de sí mismo se sentía enferma, sucia o culpable, excluyéndose de la familia y respondiendo a los tabús de sus padres, como una manera aparente de ser leal. Tenía que aceptarse a sí mismo; la autenticidad lo sanaría de miedos, culpas y creencias inconscientes para ser libre.

Tres meses más tarde volví a verlo. Sonreía, le brillaban los ojos. Aun sin la aceptación de su familia, Alejandro logró elevar el sistema inmunitario, gracias al trabajo interno que realizó. El VIH entró en remisión antes de lo esperado. Estaba listo para regresar a Nueva York y afianzar su compromiso con Mike, quien aceptó su condición sin dudarlo. Un año después volé a Nueva York como invitada especial de los nuevos esposos. Con el tiempo, adoptarían dos niños, los nietos que doña Carmen nunca conoció.

Después de haberte narrado la historia de Alejandro, vamos a platicar acerca del sistema inmunológico y linfático, su funcionamiento orgánico y las emociones detrás del cuerpo físico. Por último, te proporciono un glosario de enfermedades y padecimientos frecuentes, con las plantas medicinales correspondientes para aliviarlos.

¿Cómo funciona tu sistema inmunológico y linfático en el cuerpo físico?

Así como los países tienen un ministerio de defensa nacional, tu organismo cuenta con uno, dividido en dos departamentos: el sistema inmunológico (el ejército) y el linfático (la armada).

El sistema inmunitario es una compleja red de células, tejidos y órganos cuya función es combatir infecciones y enfermedades. Los tejidos y las glándulas del sistema inmunitario son la médula ósea, el bazo, el timo, las amígdalas, las membranas mucosas y la piel. El sistema linfático consiste en órganos, glándulas y tejidos que producen glóbulos blancos o linfocitos para transportar la linfa hacia el sistema circulatorio. Tales órganos y glándulas son la médula ósea, el bazo, el timo, los ganglios, las amígdalas, las glándulas adenoides y los vasos linfáticos. Como puedes ver, ambos sistemas trabajan en conjunto y comparten tejidos, órganos y glándulas.

El sistema linfático crea una red estratégica conocida con el nombre de inmunidad adaptativa, la cual detecta a los atacantes ocultos, identifica su estructura y adopta sus características para adquirir una memoria de defensa que impida un nuevo ataque.

Para ello se apoya del tejido linfático, que está integrado por linfocitos, sus células principales, y está dividido en dos sectores: *a)* el sector humoral, integrado por los linfocitos tipo B responsables de formar anticuerpos, cuya función es detectar agentes extraños o antígenos, que pueden confundir al organismo, y crear una barrera de defensa para bloquearles el paso; *b)* el sector celular, integrado por linfocitos tipo T, responsables de la inmunidad celular, los cuales regulan la respuesta inmunitaria del sistema en su globalidad. Constituyen el setenta por ciento de todos los linfocitos y su función es destruir antígenos y células cancerígenas, sin conmiseración.

Después de la masacre, el sistema linfático se encarga de recoger los deshechos, como una gran barredora, para llevarlos a los ganglios más cercanos y conservar limpio el terreno. Este sistema es la sección del cuartel general, integrado por un conjunto de órganos y tejidos que participan en la defensa de tu organismo. Está compuesto por dos secciones:

a) la central primaria, dirigida por los comandantes bazo, timo y médula ósea, encargados de la producción y almacenamiento de glóbulos blancos; *b)* la central secundaria, frente comandado por los glóbulos blancos del tejido linfático, entrenados para atacar a cualquier agente que amenace el equilibrio de tu cuerpo.

El bazo es uno de los órganos más importantes del sistema linfático. Como reserva de los glóbulos blancos y rojos, es el taller mecánico donde se cambian células viejas por nuevas; además recupera la hemoglobina y libera el hierro; lucha contra las infecciones produciendo anticuerpos, fagocitos y linfocitos para destruir al organismo invasor y, gracias a ello, detecta y filtra los agentes extraños que pueden infectar la sangre.

La red linfática tiene cientos de ganglios tan pequeños como un chícharo, encargados de filtrar y depurar los desechos de tu organismo. Su función es activar el sistema inmunitario para fortalecer las defensas; captar el quilo que produce el intestino delgado; recolectar el plasma que se fuga de los capilares más delgados para regresarlo a la circulación general y controlar la concentración de proteínas entre las células.

Los ganglios linfáticos están ubicados en estaciones estratégicamente situadas a lo largo de la red: axilas, cuello, amígdalas, clavículas, mediastino, codos, parte interna de las rodillas, abdomen, ingles, el tejido interno de los huesos largos y las placas de Peyer, situadas en el intestino delgado.

Los mecanismos de defensa de los sistemas inmunológico y linfático están regulados estratégicamente para mantener el equilibrio del organismo. Uno de los desbalances que se presentan es la autoinmunidad, una defensa tan activa que ataca los tejidos de su propio organismo, al confundir amigos con enemigos. Por ejemplo, la artritis reumatoide y el lupus. El otro extremo es la inmunodeficiencia, un ejército debilitado y disminuido que ha perdido su capacidad de defensa por haber sido atacado una y otra vez, como sucede con el VIH.

Existen varios factores que pueden mermar la defensa del sistema inmunológico y linfático; entre ellos la mala alimentación, el abuso de químicos en la comida, el cansancio extremo, las emociones como depresión, resentimiento, tristeza profunda, pensamientos destructivos y creencias negativas infundadas.

¿Cómo funciona tu sistema inmunológico y linfático en el campo de las emociones o cuerpo sutil?

Las deficiencias en el sistema inmunológico se relacionan con alguno de estos dos extremos: creer que eres incapaz de protegerte o pensar que el mundo es un enemigo cada vez más peligroso, del que necesitas defenderte a toda costa.

La agresión contenida, el enojo no reconocido, el amor reprimido, la tristeza profunda, la depresión, el resentimiento, la culpa, algún asunto escondido o secreto que no quieres revelar, el aislamiento y el miedo a vivir son emociones que debilitan al sistema inmunológico.

Ahora unas palabras acerca de la creencia de que el organismo no es capaz de adaptarse a los cambios. La creencia de que es fácil contagiarse: alguien estornuda y al vecino le da gripa; si caminas descalzo o no te abrigas, te resfrías. La persona entrega su poder fuera sintiéndose vulnerable, a merced de la casualidad, de la suerte, de lo externo.

La fortaleza del sistema inmunológico y linfático depende, en gran medida, de tu capacidad para confiar en que dentro de ti habita un ejército perfectamente regulado y organizado, que actúa con estrategias que obedecen a tu propia sabiduría, que trabaja las veinticuatro horas del día a tu favor y que las células de todos tus sistemas están orientadas a un mismo fin: salvaguardar tu vida. Por otra parte, también es importante que aceptes tu esencia, honrándola con profundo respeto, que seas leal a ti mismo sin ocultar tu naturaleza y que sepas que eres parte de la totalidad: tu perfección merece respeto y es digna de ser amada.

Es importante considerar que el órgano más importante del sistema inmune es el timo, y de él surge la esencia del amor y la compasión hacia ti mismo y los demás; mientras que el órgano principal del sistema linfático es el bazo, encargado de honrar cada acto de tu vida, sin temor al fracaso, con orgullo, por el simple hecho de ser tú.

La arrogancia de creerse autosuficiente provoca que las células se aíslen de la comunidad inmunológica a la que pertenecen, y al hacerlo cierran su capacidad de recibir oxígeno. Así inician los procesos letales que llevan al cáncer, como el de las sociedades egocéntricas, donde cada quien lucha por la supervivencia y piensan que la vida en comunidad y el trabajo en equipo son igual a la pérdida de autonomía.

En la actualidad, la concepción de que el tiempo es dinero y las personas valen lo que producen ha debilitado el sistema inmunitario de la sociedad actual con la misma velocidad con que las personas se contagiaban y caían muertas por las calles de la Europa medieval, infectadas por la peste negra. Un claro ejemplo de ello es la reciente pandemia del covid-19.

Imagina que dentro de ti habita un ejército integrado por dos unidades: los guerreros jaguar, que se mimetizan y se confunden con la naturaleza para no ser descubiertos, y los guerreros águila, dispuestos a destruir sin piedad al enemigo. Así, los atributos de fuerza, valentía, perseverancia y orden circulan por tus sistemas inmunitario y linfático.

La base de una vida plena está sostenida por alimentos saludables, agua, respiraciones profundas, ejercicio físico, conexión emocional y paz mental, de tal manera que tengas balance, salud y bienestar.

Enfermedades y padecimientos del sistema inmunológico, y alimentos, bulbos, cortezas, flores, hojas y raíces para tratarlos

Alergias: equinácea, ginkgo biloba, ginseng, gordolobo, guanábana, mapurite, ojo de gallina, orozuz (regaliz), tomillo.

Algodoncillo: cundeamor, diente de león, llantén, malva, mercadela, sangre de drago, orozuz, tomillo.

Artritis reumatoide: ajenjo, ajo, barbasco, boldo, borraja, cardo santo, cúrcuma, ginkgo biloba, ginseng, jengibre, manzana, mapurite, ortiga, romero, sauce, tila.

Cáncer de colon: aguacate, camote morado, cempasúchil, chícharo (guisante), cuitlacoche, diente de león, guanábana (fruta y hoja), maíz morado, orozuz, té verde.

Cáncer de estómago: calabaza, camote morado, cempasúchil, cuacha-lalate, cuitlacoche, diente de león, guanábana (fruto y hojas), maíz, mercadela, sábila, uña de gato.

Cáncer de hueso y cartílago: aguacate, chícharo (guisante), col, diente de león, equinácea, espinaca, lechuga, maíz, manzana, muérdago, sauce, té verde, uña de gato peruana.

Cáncer de páncreas: camote morado, cempasúchil, cuitlacoche, diente de león, guanábana, uña de gato.

Cáncer de pulmón: cempasúchil, guanábana, marrubio.

Cáncer de seno: cempasúchil, diente de león, guanábana, té verde, uña de gato peruano.

Desmineralización ósea: aguacate, apio, arroz orgánico, avellano, barbasco, berro, cebolla, col, cola de caballo, chícharos (guisante), manzana, ortiga menor, paprika, perejil, piña, zanahoria.

Fiebre: axiote, borraja, ciprés, girasol, haya, hierba de san Nicolás, jengibre, lúpulo, manzana, mapurite, matlali santa María, milenrama, olivo, raíz de contrayerba, ricino, riñonina, sosa, té limón, tomillo, yoloxóchitl, zapote blanco.

Influenza: ajo, bardana, borraja, canela, gordolobo, hierba de san Juan, jengibre, mercadela, milenrama, tila, tomillo, toronjil.

Paludismo: cempasúchil, chicalote, gobernadora.

Paperas: mercadela, nochebuena, papa, pegahueso.

Poliovirus: cempasúchil, equinácea, gordolobo, jengibre, mercadela, tomillo.

Sarampión: axiote, aguacate (fruto y hojas), borraja, equinácea, manzanilla, mercadela, romero, tomillo.

Sífilis: ajo, equinácea, orégano, orozuz, romero, sauco, té verde, uña de gato.

Trichomonas: aranto, cancerina, equinácea, gordolobo, hoja de pingüica, hojas de guayaba, manzanilla, mercadela, milenrama, tomillo.

Tumores: ajo, aranto, arroz orgánico, camote morado, cáscara de guácima, cempasúchil, chícharo (guisante), cuitlacoche, cundeamor, diente de león, equinácea, espárrago, espinaca, frutas rojas, genciana, gobernadora, guanábana, hierba de san Juan, hoja de anona, jengibre, llantén, maíz, manzana, mapurite, mercadela, romero, tila, tomillo, uña de gato, uva, verdolaga, violeta, violeta tricolor.

Varicela: borraja, gordolobo, jengibre, mercadela, tomillo.

VIH: ajo, aguacate, arándano, aranto, camote morado, cempasúchil, chícharo (guisante), cuitlacoche, equinácea, espárrago, frambuesas, fresas, genciana, guanábana, jengibre, jitomate, maíz, manzana, mapurite, orégano, orozuz, romero, sauco, té verde, tila, tomillo, uña de gato, uva.

CAPÍTULO 9

Las estaciones de la existencia:

la herbolaria como aliada
de tu sistema endocrino

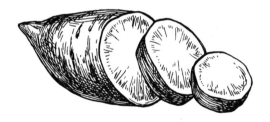

Sandra se sentó a la orilla de la cama, tenía la pijama empapada en sudor, el cabello húmedo y un cansancio profundo por haberse levantado al baño varias veces durante la noche. La taquicardia tampoco la había dejado dormir. Miró a su marido, que seguía roncando como un león. Tuvo el impulso de estrangularlo, pero su educación y los buenos modales se lo impidieron. A pesar de tantos años, no lograba acostumbrarse a sus rugidos.

Sandra se dirigió al baño arrastrando las pantuflas. Eran las seis de la mañana. Debía aguantar el resto del día hasta que la noche le indicara que era momento de intentar dormir de nuevo.

Jorge despertó con el ir y venir de su mujer. Dio media vuelta y vociferó:

—¡Caramba! ¡No me dejas dormir! ¡Tú y tus idas al baño!

—¿Y tú qué? —le devolvió Sandra el reclamo—. Como si durmieras de corrido.

—Mejor que tú, si acaso me paro una vez al baño y después… desaparezco.

—¿Te crees el ángel apacible de la noche que me cuida el sueño? ¿Piensas que escucho tus ronquidos como el dulce ronroneo de un gatito?

—¡Ya basta! Buenos días, ¿no?

—¿Qué tienen de buenos? ¿A ti te parecen buenos?

—¡Ya párale, cotorrita!

—Cotorra tu abuela y los buenos días se los puedes mandar a ella y a toda tu parentela, que seguramente escuchan desde el más allá lo bien que nos llevamos, lo lindo que nos hablamos: "¿Cómo estás, mi amor? —canturreó con sarcasmo—. Espero que no te haya molestado en la noche porque no sé cómo roncar bajito. Y hay que encontrar la manera de que no sudes tanto; mira nada más, si hasta las sábanas están mojadas... Pero no te preocupes, mi amor, buscaré la manera de apoyarte...".

Sandra se dirigió a la cocina sin dejar de hablar para tomarse el primer café del día. Se sentó en el comedor y viendo al vacío se puso a llorar. Un rato después, Jorge entró a la cocina, bañado y perfumado.

—¿Ya está el desayuno?

—Podrías darme un beso de buenos días, ¿no crees? Aunque dormimos juntos me puedes preguntar cómo pasé la noche. Algo, aunque sea por educación. Soy tu esposa.

—Buenos días, querida. —Se acercó Jorge para darle un beso en la mejilla.

—Ya no me quieres. Lo sé. —Sandra se limpió una lágrima.

—¿Cómo no te voy a querer? ¿Crees que estaría contigo después de tantos años? —respondió Jorge en tono conciliador.

—Muchas parejas permanecen juntas sin amarse hasta que la muerte los separa.

—Bueno, algunos mueren jóvenes...

—¿Y tú me amas? —preguntó Sandra, inquisitiva.

—¿Así como cuando nos casamos...?

—¿Lo ves?

—Es que hay diferentes niveles, cariño.

—Lo sabía —dijo Sandra apretando la quijada.

—No es que no te quiera —Jorge trataba de amortiguar el alegato—, pero las cosas han cambiado.

—Claro que han cambiado: antes no roncabas.

—A ver, cotorrita, ¿a dónde quieres llegar?

—Al único lugar posible. Creo que nos tenemos que separar.

—¡Otra vez la burra al trigo! ¿Sabes qué? Mejor me voy a desayunar con mi mamá, a ver si para la comida ya se te bajaron los humores. —Jorge guardó el celular en el bolsillo del pantalón y salió de casa.

Sandra regresó al baño. Mientras se duchaba pensó en los arreglos legales del divorcio. Observó su rostro en el espejo, las mejillas colgadas, los pequeños pliegues alrededor de los labios. Con las dos manos se estiró la piel y por un instante se vio como antes. Quizá había llegado el momento de ver al cirujano; de cualquier manera, los párpados estaban a punto de dejarla ciega. Cuando se peinó, dejó un montón de cabellos en el cepillo. Miró la flacidez de sus brazos, la celulitis en las caderas, el abdomen suelto, los senos caídos.

"Este cuerpo envejece —dijo Sandra para sí misma— y con él mi poca autoestima se diluye con el paso de los días".

A pesar de sentirse profundamente infeliz, se rehusaba a tener una cita con el psiquiatra. Intuía que los antidepresivos, en lugar de curarla, sólo disfrazarían su estado. Luego de meditarlo, decidió recurrir a la medicina alternativa que, según consejos de sus amigas, podía beneficiarla.

—La verdad es que, en el fondo, me quiero morir… —fue lo primero que dijo Sandra al entrar a mi consultorio.

—Pero eso no va a pasar ahora.

—Tengo taquicardia, bochornos e insomnio, estoy a punto de volverme loca. ¡Nadie me entiende; he perdido el sentido de la vida! ¿Qué me pasa?

—Me parece que estás deprimida. ¿Cuánto tiempo llevas sintiéndote de esta manera?

—Más o menos unos cinco años.

—¿Hace cuánto dejaste de menstruar?

—Por ahí…

—Se llama menopausia.

—¿La menopausia produce todos estos síntomas? Mis amigas no están como yo.

—Cada mujer recibe el climaterio de diferente manera, y lo mismo sucede con la menstruación: cada quien maneja los cambios hormonales de forma distinta.

—¿De qué depende?

—Hay múltiples factores: la edad, la alimentación, el ejercicio, las condiciones de vida de cada mujer. Y aunque podemos pensar en una generalidad (todas menstrúan, todas tienen el climaterio), hay ciertas diferencias en cada una. En tu caso hay depresión, pérdida de energía, taquicardia, sudoraciones nocturnas, angustia y cambios en tu estado de ánimo, ¿cierto?

—Así es: paso de la alegría al enojo. Sin ir más lejos, amanecí furiosa con mi marido, después lloré, antes de salir de casa discutí con mi hijo, luego me peleé con mi vecino y con una estúpida que se metió en el carril sin poner su direccional. ¡No me puedo contener!

—¿Has tomado hormonas?

—En un principio lo hice, pero no me sentí bien. Además, mis amigas dijeron que el tratamiento hormonal tenía el riesgo de producir tumores.

—¿Qué pensarías si te dijera que es posible pasar por la menopausia de una manera equilibrada?

—Suena a cartita para los Reyes Magos.

—Pero es posible.

—¿Qué hay que hacer? —preguntó intrigada.

—Lo primero es cambiar los hábitos alimenticios, aprender a respirar, tomar mucha agua y hacer ejercicio.

—¿A mi edad? No tengo condición.

—El cuerpo es como una liga con capacidad de recuperar, poco a poco, condición y elasticidad. Si le das un buen trato, tu organismo escucha y responde. ¿Te gusta algún ejercicio?

—Caminar. Pero lo mío es bailar.

—Empezaremos por caminar cuarenta y cinco minutos diarios y clases de baile, por lo menos tres veces a la semana. Además, harás cambios en tus hábitos alimenticios: tres litros de agua diarios, frutas, verduras, buena calidad de proteína y eliminar el gluten de tu dieta. También te recomiendo que busques un lugar para hacerte un baño de temazcal.

—¿Tomás qué?

—Temazcal, Sandra, es el baño de sudor que se ha practicado en México desde tiempos antiguos. Es parecido a un baño de vapor, pero en contacto con la tierra y plantas curativas. La intención es que, a través del sudor y la herbolaria, elimines toxinas y equilibres tu sistema hormonal.

—¿Y si no encuentro temazcales?

—Puedes sustituirlo con baños de vapor y tomar un té de las plantas que te voy a sugerir.

—¿Eso es todo?

—También vamos a incluir camote en tu tratamiento hormonal.

—¿Camote? —preguntó sorprendida—. ¿Qué es eso?

—Un tubérculo originario de México, rico en nutrientes: vitaminas A, B, C; ácido ascórbico, calcio, hierro, potasio, sodio y zinc. Contiene un par de sustancias importantes: la antocianina, que previene el cáncer y la formación de tumores, y la diosgenina, precursora de la producción de estrógenos y progesterona, responsables de la regulación hormonal.

—¿Dónde lo consigo?

—En cualquier supermercado, búscalo junto a las papas, en la sección de tubérculos. Hay varios tipos de camote: blanco, amarillo, naranja…, pero el morado es el que tiene más propiedades curativas. Consúmelo asado o cocido al vapor, sin azúcares. También lo usarás de manera tópica, en crema, sobre el vientre, los senos, los antebrazos y las entrepiernas; por las mañanas después del baño, y por las noches antes de dormir. Para el baño de temazcal o de vapor vas a tomar un té de romero, salvia y canela.

—¿Algo más?

—Te voy a dar un nuevo orden alimenticio que integra la herbolaria en la comida y los suplementos. Como dijo Hipócrates: "Que la comida sea tu alimento y el alimento tu medicina". Más que una dieta o un tratamiento, se trata de que lo adoptes como un nuevo estilo de vida.

ORDEN ALIMENTICIO
PARA LA REGULACIÓN HORMONAL

En ayunas:

- 1 cucharada de aceite de coco en 1 taza de agua tibia
- 1 taza de té de canela, jengibre y romero
- 1 pizca de jalea real

Desayuno:

- Licuado purificante de manzana, apio y perejil
- 2 huevos orgánicos con verduras o ensalada de quinoa
- 1 tostada de maíz o pan sin gluten
- 1 cápsula, 20 gotas de extracto o 1 taza de té de hierba de san Juan (hipéricum)
- 1 cápsula o 20 gotas de extracto de cimicífuga

Almuerzo:

- 1 taza de té de romero y salvia
- 1 plato de ensalada o verduras asadas
- 1 porción de proteína (carne blanca orgánica o leguminosas orgánicas)
- 1 porción de arroz orgánico o tostadas de maíz orgánico
- 1 porción de camote asado o al vapor
- 1 cápsula o 20 gotas de extracto de hierba de san Juan (hipéricum)
- 1 cápsula o 20 gotas de extracto de cimicífuga

Cena:

- 1 taza de té de romero y salvia
- 1 porción de verduras asadas
- 1 porción de quinoa, amaranto o proteína vegetal
- 1 cápsula o 20 gotas de extracto de hierba de san Juan (hipéricum)
- 1 cápsula o 20 gotas de extracto de cimicífuga

Un mes después, Sandra me compartió que estaba mejor, y en verdad tenía otro semblante.

—Lo único que me preocupa es que estaré en Colombia por unas semanas y allá no hay camote. No quiero interrumpir mi nuevo orden. ¿Hay alguna otra planta o tubérculo que lo pueda sustituir?

—El camote es originario del continente americano, pero recuerda que los nombres cambian en diferentes regiones. En Centroamérica y Sudamérica se le conoce como papa dulce o batata. Así que no tendrás ningún problema en conseguirlo.

—Otra cosa: mi marido sigue insoportable. ¿Qué hago con él?

—Los hombres pasan por un proceso parecido al de las mujeres, se llama andropausia. Ellos también necesitan cuidar su equilibrio hormonal.

—¿Puedo compartirle el mismo orden?

—Por supuesto. Estoy segura de que él también recibirá los beneficios.

Tres meses después, Sandra se dio cuenta de que el descuido de su cuerpo se debía a una sensación inconsciente de rechazo. Fantaseaba con las cirugías estéticas, pero no se atrevió a hacerlo al ver que la inseguridad de sus amigas aumentaba después de hacer un corte por aquí y otro por allá. Con la dieta y el ejercicio descubrió que su cuerpo respondía milagrosamente. Bailar salsa le regresó la alegría perdida en la juventud y poco a poco permitió que su cuerpo se expresara con libertad.

Como el relato de Sandra se parece al de muchas mujeres cuando están en el ciclo de la menopausia (o al de muchas otras que no han llegado a él) y también al de muchos hombres durante la andropausia, ahora quiero explicarte el funcionamiento orgánico de tu sistema endocrino y mostrarte el nivel energético y emocional que se encuentra detrás del cuerpo físico. También te ofrezco un glosario de enfermedades y padecimientos del sistema endocrino con las plantas medicinales que contribuyen a la recuperación de tu salud y bienestar.

¿Cómo funciona tu sistema endocrino en el cuerpo físico?

Si pudieras dibujar tu sistema endocrino, seguramente harías una serie de caritas felices, tristes o enojadas, desde el cerebro hasta los pies. Sólo entonces comprenderías que tu cuerpo transita como uno de esos carros de feria por una vía con subidas, bajadas y planicies, en las que no sabes si gritar de emoción o disfrutar del camino.

El sistema endocrino está constituido por glándulas y se encarga de regular las funciones metabólicas mediante las hormonas, que circulan por el torrente sanguíneo. Éstas estimulan, inhiben y regulan el metabolismo, la producción de orina, el crecimiento del cuerpo y la reproducción. Actúan de manera lenta y abarcan periodos que van desde unas cuantas horas hasta años.

Tienes nueve glándulas en tu sistema endocrino: pineal, hipófisis o pituitaria, tiroides, paratiroides, timo, corazón, páncreas, gónadas (femeninas y masculinas), suprarrenales.

La glándula pineal, que se encuentra ubicada al centro del cráneo, produce una hormona llamada melatonina, la cual empieza a secretarse en cuanto apagas la luz y te duermes, para renovar las células de los órganos más importantes de tu cuerpo. Su horario de máxima acción es de las once de la noche a las tres de la madrugada. Después de esa hora baja poco a poco su producción hasta detenerse cuando sale el sol. De ahí que sea de vital importancia que tu descanso sea nocturno, mínimo de siete horas y en posición horizontal. Si a las once de la noche continúas despierto trabajando o viendo la televisión, no dejas actuar a la glándula pineal.

Ubicada en el centro del cerebro, la hipófisis o pituitaria (también llamada glándula maestra) envía estímulos y hormonas a otras glándulas para que éstas, a su vez, produzcan nuevas hormonas. Está dividida en dos partes. La anterior, llamada adenohipófisis, regula el crecimiento corporal y fabrica ocho hormonas principales que vierte al torrente sanguíneo para estimular la tiroides, las suprarrenales, los ovarios, los testículos y la glándula mamaria durante la lactancia. La parte posterior, llamada neurohipófisis, recibe dos hormonas del hipotálamo

—la adrenalina y la noradrenalina—, las cuales te permiten desarrollar acciones de ataque y defensa.

La pituitaria depende del hipotálamo, que está en la base del cerebro. El hipotálamo es el puente entre los sistemas endocrino y nervioso por el que se envían estímulos eléctricos. Gracias a ellos, la pituitaria produce dos hormonas: la oxitocina, que estimula los músculos lisos y provoca las contracciones del parto y la emisión de leche en las mamas, y la antidiurética, que regula la concentración de orina en los riñones.

Abajo de la laringe, a ambos lados de la tráquea, se encuentra la tiroides. Segrega las hormonas T3 y T4, que regulan el metabolismo, el crecimiento, el desarrollo sexual, la frecuencia cardiaca, la tensión muscular y la temperatura corporal.

La tiroides no trabaja sola, detrás de ella se encuentran las paratiroides, que producen la hormona que regula la concentración de calcio y fósforo en los huesos, el riñón y el intestino.

La glándula del timo, situada al centro del tórax, a la altura del corazón, tiene un papel muy importante, pues produce timosina, la hormona encargada de la estimulación de las células T, que brindan defensas al sistema inmune. Es decir, el timo tiene una acción determinante en ambos sistemas: endocrino e inmunológico.

El corazón también es un órgano que funciona como glándula, como mencionamos en el capítulo siete. En el sistema endocrino, regula la función metabólica; sus hormonas polipéptidas natriuréticas auricular (ANF) y cerebral (BNP) son fundamentales para la homeostasis del organismo.

El páncreas, situado detrás del estómago, libera insulina y glucagón, hormonas que intervienen en el metabolismo de los carbohidratos, para regular la concentración de glucosa en la sangre. Cuando el páncreas detecta una concentración elevada de glucosa en la sangre, sintetiza la insulina para bajar el azúcar; por el contrario, si identifica un descenso en la glucosa, sintetiza el glucagón, para aumentar los niveles de azúcar.

Las gónadas femeninas (ovarios), a partir de la pubertad, reciben de la hipófisis estrógenos y progesterona, hormonas que estimulan el depósito de grasa subcutánea que redondea el cuerpo de la mujer y permite el crecimiento de los senos, el ensanchamiento de la pelvis y el desarrollo de la vulva. Asimismo, regulan el ciclo de la ovulación en los periodos de fertilidad para que un óvulo pueda ser fecundado por un espermatozoide o expulsado a través de la menstruación cuando no es fecundado.

Aproximadamente a los cincuenta años en la vida de una mujer, los ovarios se agotan, dejan de producir estrógenos y progesterona, e inicia la etapa de la menopausia. Sus síntomas principales son sofocación (sudoración excesiva con taquicardia y ansiedad), insomnio, sequedad vaginal, pérdida de musculatura ósea (osteoporosis), piel seca, tendencia a subir de peso, cambios en el estado de ánimo y depresión.

Las gónadas masculinas (testículos), a partir de la pubertad, reciben del hipotálamo y de la hipófisis la señal para producir testosterona, la hormona estimula el desarrollo masculino produciendo vello en la cara y en ciertas zonas del cuerpo, el tono grave de la voz, el crecimiento de los órganos sexuales externos y el aumento muscular. Su función principal es la producción de espermatozoides. En los hombres, la producción de la testosterona también baja, con lo cual inicia la andropausia, con síntomas muy parecidos a los de la mujer: irritabilidad, insomnio, depresión, ansiedad, reducción de la libido, deterioro óseo, piel y cabellos secos, problemas circulatorios y diversos dolores.

Las glándulas suprarrenales, por último, se encuentran en la parte superior de cada riñón y miden de tres a cinco centímetros de alto, de dos a tres centímetros de ancho, y tienen un peso que va de tres a cinco gramos. Con una estructura que semeja una pirámide, al igual que la mayor parte de las glándulas, constan de dos partes: corteza y médula. La corteza suprarrenal produce hormonas esteroideas, indispensables para la vida porque regulan la homeostasis del agua y los electrolitos, en especial la concentración de iones de sodio y potasio. De esta manera tu organismo permanece continuamente hidratado, evitando la muerte por deshidratación. La médula suprarrenal, por su parte, está encargada de producir adrenalina y noradrenalina, regula la respuesta de ataque y defensa, y actúa dentro de las paredes de los vasos sanguíneos para aumentar o disminuir su calibre.

Como puedes ver, el sistema endocrino es fundamental para el equilibrio físico y emocional de tu vida. Ahora te platicaré cómo funciona a nivel emocional y energético.

¿Cómo funciona tu sistema endocrino en el campo emocional o cuerpo sutil?

Tu organismo está regulado por una serie de cambios de manera parecida a las estaciones planetarias. Y si éstas son causadas por la inclinación de la Tierra respecto del Sol, su único centro de energía, imagina qué complejos son los cambios de tu cuerpo al ser regulados por nueve glándulas y ocho centros de energía.

El sistema endocrino genera la vitalidad, el orden y el equilibrio que necesita tu cuerpo, a través de las glándulas. Además de hormonas, de las glándulas surgen unos filamentos de luz que construyen el puente entre el cuerpo físico y el sutil, donde se encuentran los chakras. Así, los chakras son ruedas de energía que se enlazan con el cuerpo físico a través de las glándulas.

A cada chakra le corresponden una o más glándulas: las suprarrenales pertenecen al primero; los ovarios o testículos, al segundo; el páncreas, al tercero; el timo y el corazón, al cuarto; la tiroides, al quinto; la pituitaria, al sexto; la pineal, al séptimo, y el bazo, al octavo.

Como podrás ver de manera puntual en mi libro *Chakras. Un camino holístico para alcanzar el equilibrio físico, emocional y espiritual*, estos centros de energía se activan con la meditación, de ahí que la práctica meditativa (veinte minutos al día, por lo menos) sea fundamental para sostener tu equilibrio emocional.

Los cambios hormonales de la pubertad y la adolescencia generan una serie de reacciones que oscilan entre la euforia y la depresión. Es la etapa en la que por primera vez te preguntas: ¿cuál es el sentido de la vida?, ¿qué hago aquí? Sin embargo, si tuviste una infancia más o menos equilibrada, sana y feliz, seguramente contaste con más herramientas a nivel emocional que te permitieron manejar los cambios químicos de la pubertad.

Otro momento de cambios hormonales importante es la entrada a la menopausia de las mujeres y a la andropausia en los hombres, durante las que te puedes poner como en la adolescencia o peor. Éstas son el cierre de un ciclo para dar entrada a un nuevo estado.

Así, el sistema endocrino tiene que ver con tu capacidad para abrir y cerrar ciclos, cuyo tiempo de duración puede ir de unas horas a varios años. Las glándulas regulan las distintas etapas que atraviesan, otorgándole el impulso para abrir nuevos ciclos y cerrar las etapas que culminan. Cuando hay resistencia, los cambios hormonales pueden llegar a actuar como una máquina centrífuga, haciéndote perder el sentido de la vida, sin encontrar la posición de la cabeza y la orientación de tus pies.

En algunas regiones de México y el mundo indígena todavía se conserva la práctica de hacer rituales para honrar los ciclos de la vida. Por ejemplo, en los equinoccios y los solsticios, se veneran los cambios en las estaciones del año, que regulan la vida cotidiana de la comunidad. De la misma manera, las etapas de un ser humano se honran con ceremonias realizadas cada trece años durante cuatro ciclos. La primera inicia en el momento del nacimiento, sembrando el cordón umbilical en la tierra para fortalecer el sentido de pertenencia del ser que encarna en este planeta. A los trece años se despide la infancia y se da la bienvenida a la adolescencia; a los veintiséis, a la juventud; a los treinta y nueve, al adulto, y a los cincuenta y dos años, el último ritual, a la sabiduría. Esta última ceremonia es especialmente importante, ya que, según nuestros ancestros, es el momento en que los astros vuelven a ponerse en la misma posición en la que estaban en el instante de nacer, pero en una octava superior.

Los baños sagrados (*temazcalli*) y los rituales tienen la intención de honrar la vida del ser que ha tenido la fortaleza de llegar hasta ese momento, con la fuerza de la juventud y la experiencia acumulada por los años, convirtiéndolo en un sabio. Antiguamente, las personas de cincuenta y dos años ganaban el derecho a pertenecer al consejo de ancianos, con voz y voto para participar en las decisiones más importantes de la comunidad. Hoy en día escondemos la edad y hacemos cualquier cosa por mantener una juventud eterna, aunque eso implique ir en contra de la salud y poner en riesgo nuestra vida.

Entrégate al movimiento cíclico que fluye en espiral, honrando cada etapa, única en sí misma, para que escribas tu propio libro sin capítulos pendientes.

Enfermedades y padecimientos del sistema endocrino, y alimentos, bulbos, cortezas, flores, hojas y raíces para tratarlos

Aldosterismo (incremento de las hormonas en la suprarrenal): calaguala, hierba de san Juan, palo azul, pasiflora, perejil, valeriana.

Andropausia: arándano, barbasco, cacao, camote morado, canela, col morada, damiana de california, frutas rojas antioxidantes, ginseng, hierba de san Juan, manzanilla, romero.

Cáncer de páncreas: arándano, aranto, camote morado, cempasúchil, col morada, cuitlacoche, diente de león, guanábana (hoja), uña de gato.

Cáncer de próstata: aranto (aulaga), azafrán, barbasco, cardo mariano, castaño de indias, ciprés, jitomate, nueces, ortiga, té verde, uña de gato.

Diabetes insípida: almendra, gingko biloba, nueces, vainilla.

Diabetes mellitus: alcachofa, arándano, berros, cardo mariano, cola de caballo, eucalipto, nogal, nopal, olivo, ortiga, sábila, salvia, zarzamora.

Hemorragias (por desorden hormonal): algodón (corteza), bolsa del pastor, culantrillo, guayaba (fruto y hojas), hierba del pollo, llantén, mercadela, nochebuena, ortiga, pan y quesillo, tormentilla.

Hipertiroidismo: berros, col, ginseng, menta, rábano, toronjil.

Hipotiroidismo: berros, genciana, nueces, pasiflora, rábano.

Lupus: ajo, aranto, damiana de california, equinácea, gingko biloba, hierba de san Juan, mapurite, té verde, tila, trompetilla, uña de gato, valeriana.

142

Mastitis: cempasúchil, coco, raíz de barbasco, toronjil.

Menopausia: aguacate, alfalfa, alhova (fenogreco), arándano, barbasco, camote, cempasúchil, centella asiática, cimicífuga, col morada, frambuesa, fresa, frutas rojas antioxidantes, gingko biloba, guanábana, hierba de san Juan, jitomate, lechuga, malavar, pasiflora, romero, ruda, salvia, tila, zarzaparrilla.

Pancreatitis: berros, cardo mariano, diente de león, menta, perejil, rábano.

Quistes ováricos: aranto (aulaga), berros, cardo mariano, cempasúchil, diente de león, guanábana (hoja), menta, perejil, rábano, uña de gato.

Tialismo o babeo crónico: cardo santo, garañona, guanábana, romero, salvia.

Tiroiditis de hashimoto: ajo, aranto, berro, camote morado, cempasúchil, chícharo (guisante), equinácea, espárrago, genciana, guanábana, jengibre, manzana, mapurite, menta, mercadela, ojo de gallina, romero, tila, tomillo, uña de gato.

CAPÍTULO 10
El árbol luminoso de la conciencia:
la herbolaria como aliada
de tu sistema nervioso

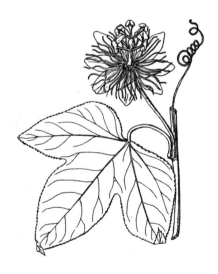

El día que lo conocí, Benigno caminaba apoyado del brazo de Lupe, su sobrina, quien lo llevaba casi a fuerzas. La mirada perdida, la respiración corta, los huesos pegados a una piel cetrina por el hastío de los días, la lentitud de las noches.

—Aquí le traigo a mi tío. No sabe el trabajo que me cuesta levantarlo de la cama. Todos los días le tengo que decir: "Tío, coma un poco; tío, beba un sorbo de agua". Si no insisto, se le va la vida.

—¿Cuánto tiempo lleva así?

—Lleva tres años con el espíritu extraviado. Los médicos dicen que es depresión crónica, pero a mi tío los antidepresivos no lo han sacado adelante. Un brujo aseguró que el alma de mi tío andaba errante y nos mandó bañarlo en el río, restregarle ortiga, pasarle un huevo de guajolote y gritar su nombre a los cuatro vientos para que los espíritus se apiadaran de él y le regresaran lo que no es de ellos, no se debe tomar lo ajeno. Pero fíjese usted que al llegar nos detuvimos, ¿cómo vamos a meter al tío Benigno a esas aguas negras, con espuma gris de residuos de jabón y olor a mierda? —Y mientras Lupe llenaba el consultorio con sus palabras, don Benigno pareció reaccionar porque empezó a mover lentamente la cabeza en señal de asentimiento—. "Pues busquen otro río", nos dijo el brujo. Pero no hemos encontrado ninguno. Por eso estamos aquí, a ver si usted nos manda un remedio más sencillo.

—Don Benigno, ¿puede responder algunas preguntas?

—Sí, señorita —habló casi en susurros.

—¿Es usted casado o tiene mujer?

—¿Cómo cree? —intervino la sobrina—. Si mi tío es un santo.

Don Benigno desvió la mirada.

—¿Ha tenido hijos?

—Tampoco —intervino nuevamente Lupe—, si él nos ha cuidado como a sus hijos. Por eso mismo estoy aquí. Lo cuidamos y nos preocupamos por él, como él lo hizo por nosotros. A nadie dejó desamparado, ni a mis abuelos, ni a sus hermanos, ni a los sobrinos. Mi tío es el hombre más bueno del planeta, oiga usted.

—¿Sólo le han diagnosticado depresión crónica?

—¡Uy, no! Ojalá fuera sólo eso. El tío sufre de hipertensión, ansiedad y estrés. Pero nosotros, la mera verdad, pensamos que es el resultado de haber trabajado tanto y por tantos años. Por eso le dijimos, usted descanse, no se preocupe que nosotros solucionamos todo. Se echó a la cama. Después de varios meses siguió igual. Entonces le mandaron medicamentos para la ansiedad, para la depresión, para dormir y para despertar. Le decíamos: "Tío, parece usted un vegetal, un nopal marchito, no puede seguir así. Tan alegre que era usted, ¿ya se le olvidaron los chistes que nos contaba en la cena?". Lo que el tío necesita es un ánimo que venga de las ánimas, pero no se lo encontramos. ¿Usted podrá conseguirlo?

—Lo que necesito es el descanso eterno —dijo al final don Benigno—. Pero la muerte se rehúsa a venir por mí. Lo único que me queda es la esperanza de saber que tarde o temprano me va a llevar envuelto en su velo de luto.

—¡Ay, tío, las cosas que dice usted! Mejor no diga nada.

Lupe me miró con la esperanza de recibir un diagnóstico favorable. Pero no lo hice; en lugar de eso, sugerí una cita más para hablar con el tío a solas, porque si este hombre no había muerto aún, seguramente tenía un pendiente que lo mantenía anclado a tierra firme.

Una semana después regresó don Benigno, acompañado de Lupe, pero tanto en esta ocasión como en las citas subsecuentes ella lo esperó afuera. Sólo entonces Benigno abrió la intimidad de su historia, como un libro sellado por el tiempo.

—Empecé a trabajar a los siete años, imagínese. Cuando se abrían las puertas de la escuela, mientras los compañeros regresaban a casa de la mano de sus mamás, yo tomaba el autobús que me dejaba en el trabajo; limpiaba los baños de un bar nocturno. A los trece me ascendieron a mesero. A los quince fui ayudante de cocina. A los dieciséis aprendí a cocinar chicharrón en salsa verde, camarones al ajillo, pescado en hoja santa, pierna de puerco estofada, carnitas en chile guajillo, barbacoa y jugo de carne con chile de árbol. Dormía poco. Los juegos y las fiestas no tuvieron cabida en mi infancia y juventud. Pero me sentía importante porque todas mis quincenas se las daba a mi mamá. A cambio me daba un vaso de leche con pan dulce que me sabía a gloria. Éramos trece chamacos y todos llevábamos nuestro dinerito, honradamente ganado. Nunca fuimos vagos, ni tomamos lo que no era nuestro. Mamá tenía las manos agrietadas por limpiar las casas de otros. Papá manejaba un camión con mercancías que transportaba de pueblo en pueblo, donde lo esperaban otras mujeres; hemos de tener hermanos por todo el país. Mi temor más grande fue heredar el gusto por las mujeres y la bebida, o quedarme huérfano, señorita, porque mi madre sufría tanto que se enfermaba a cada rato. Así cuidé de ella, de mis hermanos, de mis sobrinos y de cada niño que nacía, hasta que se me escapó el ánimo. Los médicos dijeron que era estrés el origen de mis males, pero yo sabía que el alma estaba en huelga.

Mientras lo escuchaba, me preguntaba qué podía hacer por este hombre que, al parecer, empezaba a cerrar su ciclo de vida. Así que deposité mi esperanza en las sesiones que tendríamos semanalmente y en el poder curativo de las plantas medicinales.

—Don Benigno, ¿le gustan las infusiones?

—¡Cómo no, señorita! Vivíamos en una de esas vecindades antiguas del centro de la ciudad. Era un solo espacio sin divisiones en donde estaban las camas, una mesa, algunas sillas, la estufa y un montón de huacales para guardar la comida. Mi madre era exigente con la limpieza. Todos le teníamos que entrar parejo: sacudir, trapear, lavar y cuidar a los pollos que se la vivían adentro, brincando de cama en cama. En el patio pequeño que había en la parte trasera mi madre tenía macetas con plantas para todo mal: buganvilia para la tos, manzanilla para la indigestión, perejil para el riñón, orégano para calentar los pulmones y, según decía ella, para los fluidos de su sangrado mensual; epazote para matar lombrices; hierbabuena para desinflamar; árnica para los golpes. Y todo gratis, oiga usted. No teníamos que ir a ningún lado para tener el remedio.

—En ese caso, empezaremos con una flor para la depresión: la pasiflora. ¿La conoce?

—He escuchado que es buena para dormir.

—No sólo es buena para dormir, don Benigno. También se ha demostrado su eficacia en crisis nerviosas, ataques de ansiedad, colitis y problemas gastrointestinales, enuresis nocturna, estrés, dolores musculares, hipertensión, déficit de atención, migraña, taquicardia, fibromialgia y depresión.

—¿Todo eso?

—Es uno de los mejores remedios para todo tipo de afecciones del sistema nervioso porque contiene alcaloides, flavonoides, aceite esencial y cumarinas. Su nombre científico es *Passiflora caerulea* L. y es originaria de Centroamérica.

—¡Ay, señorita, no entiendo nada; hábleme en español!

—También es conocida como flor de la pasión. Seguramente la ha visto pues es muy hermosa. ¿Ha probado el maracuyá?

—Claro, señorita. Es mi sabor preferido de la nieve.

—Pues el maracuyá es la fruta de la pasiflora. Además, esta flor, a diferencia de los tranquilizantes químicos, no tiene contraindicaciones, ni genera dependencia. La pasiflora alivia los padecimientos del cuerpo y los del alma, como la depresión.

—Si la infusión es tan rica como la fruta, seguro que me va a gustar. Pero señorita, le repito, yo no estoy deprimido.

—¿Y por qué no quiere salir de la cama?

—Se me fue el ánimo, señorita. Le digo a usted que lo único que me falta es esperar a la Catrina.

—Don Benigno, ¿podría considerar que eso es depresión?

—Y yo que pensaba que nomás estaba cansado hasta la médula…

—Sí, es cierto; pero además hay un mar de tristeza no reconocida y hay que sacarla.

—Yo no quiero llorar, señorita.

—¿Y qué tal que es lo que necesita su alma?

—A lo mejor, pero mi madre me enseñó a ser fuerte.

—¿Qué debilidad es peor: el agua que sale por sus ojos o la vida que se le escapa en una cama?

—¿Y si me voy con la Catrina así na'más? Haga usted de cuenta que haré un viaje sin boleto de regreso.

—Puede ser. Lo invito a limpiar las maletas, tirar lo viejo que al fin y al cabo no volverá a usar. Se vuela mejor cuando viajamos ligeros.

—Bueno, como decía mi madre, no hay mal que por bien no venga. ¿Cómo debo tomar la pasiflora?

—La va a tomar en infusión. Otra cosa muy importante, don Benigno: no puede consumir azúcar blanca.

—¿Ni siquiera un poco en el postre?

—Me temo que no.

—¿Y mi nieve de maracuyá, mi pan dulce, la gelatina tan rica de mi sobrina?

Negué con la cabeza.

—El azúcar favorece los estados de depresión. De momento, la glucosa sube y nos hace sentir muy bien; pero después va por debajo de los niveles normales y esto provoca baja energía e incluso depresión. Con el tiempo surge la adicción. Un círculo vicioso del que necesitamos salir.

—Ay, señorita, ¿qué voy a hacer sin lo único que me da gusto?

—Actualmente es más fácil preparar postres sin azúcar, endulzados con miel de agave o estevia. Voy a mandarle un orden alimenticio para dar bienestar al cuerpo y alegría al alma. ¿Está listo para verse más joven?

—Mire nada más. Llevo meses esperando que la Catrina se acerque con su guadaña para que me arranque el alma del cuerpo, y usted me dice que me va a regalar juventud. ¿Pa qué la quiero?

—Nunca se sabe.

INFUSIÓN ANTIDEPRESIVA

Ingredientes:

* Flor de pasiflora

Preparación:

Vierte la flor al fondo de una taza. Agrega una taza de agua hirviendo. Espera 15 minutos, cuela y bébela dos veces al día, por la mañana y por la noche.

Nota: En caso de que no pueda conseguirse la flor, se puede tomar en cápsulas (una por la mañana y una por la noche) o en microdosis (10 gotas en un vaso con agua por la mañana y por la noche).

Un par de semanas después don Benigno entró a mi consultorio con paso firme y la cabeza erguida.

—¿Cómo se siente? —le pregunté por cortesía porque a leguas se notaba la mejoría.

—Bien, usted ya lo sabe.

—Pues sí, pero siempre es bueno escucharlo de su propia voz. ¿Está dispuesto a continuar con su tratamiento?

—Por eso regresé, señorita. Tengo un pendiente que me quita el sueño y el hambre. En estos días me digo, aquí en esta cabeza con los pocos cabellos blancos que me quedan: "Tú dejaste el ánimo tirado en la esquina de las calles Miguel Hidalgo y Mariano Matamoros. No te hagas guaje". Ahí quedó tirada la sombra de mi alma.

No pude evitar abrir los ojos por la sorpresa. ¡Lo sabía! Ese era el pendiente que no lo dejaba marcharse. Se sentó en la silla, respiró profundo, y entonces confesó:

—Mi familia piensa que soy un santo porque nunca me casé. Pero están muy equivocados. Hace mucho, cuando tenía veinte años, conocí a una muchacha un poco mayor que yo, no mucho, pero sí algunos añitos, los suficientes para quitarme la virginidad. Sí, no se ría. Martina me enseñó el arte entre las sábanas y el producto de ese amor fue una niña. No supe qué hacer, era un chamaco pendejo que no podía enfrentar la responsabilidad y el qué dirán. Llegué a pensar que a lo mejor la niña ni siquiera era mía. Muy bruto que era yo. Martina era una buena mujer, me amaba de verdad. No me pidió nada. Continuó con su trabajo de cocinera en la fonda donde la conocí y mientras comía los fideos que ella misma preparaba, le vi crecer su vientre con la duda en el corazón. ¡Cómo somos ciegos los hombres, caray! Una tarde llegué a la mesa de siempre, a la hora de costumbre, pero ella no estaba. "¿Dónde anda?", pregunté señalando la cocina con la cabeza. "Ay, joven", me dijo Chavela, la mesera, "fíjese usted que a Martina le agarraron los dolores. Vino su mamá en taxi y se la llevó de regreso a su casa; la partera ya debe de estar ahí". La temblorina que me agarró me impidió mover las piernas. Dejé pasar un mes hasta que la curiosidad me llevó a su casa para comprobar que esa niña era igualita a mi mamá.

—¿Nunca volvió a verlas?

—La mujer se paraba en la esquina de la casa como poste, muda, con la niña de la mano nomás para que yo la viera crecer de lejos. Así, me ocupé en darles a mis sobrinos lo que no le di a mi hija. Despertaba por las noches imaginando lo que podía dar a esa niña, pero en el día evitaba ver a Martina deambulando por la calle como un fantasma. Mi hija debe ser una mujer de cincuenta años. Antes de morir necesito que me dé un perdón doble, el de ella y el de su madre, que en paz descanse.

—Es perfecto hablar lo que se calla. Se pensaría que guardar secretos es un asunto inofensivo; sin embargo, en mi práctica de sanadora he comprobado que pueden afectar los estados de salud y emocionales, al grado de generar tumores, depresión y padecimientos en el sistema nervioso.

—Tengo miedo de verla, señorita. El mismo temor que tuve cuando no pude decir que yo era su padre. Pensé que con el tiempo esta cobardía iría disminuyendo.

—Es común pensar que el miedo puede quitarse poco a poco y entonces dejamos las cosas importantes para después, para cuando estemos listos; sin embargo, ese momento jamás llega. La verdad es que el miedo aumenta hasta convertirse en pánico y se corre el riesgo de quedar paralizado.

—Así pasé mi vida entera, quedé aletargado, sin morir.

—Imagínese que continúa en cama esperando el momento en que se le quite el miedo para buscar a su hija. ¿Y si ese momento no llega? ¿Qué va hacer? ¿Se va a ir a la tumba cargando semejante pendiente?

—Pensaba que la culpa era mi cruz. Pero ya estoy hasta la madre de tanto peso, cuando me vaya, me quiero ir ligero.

—¿Sabe usted dónde vive su hija?

—Eso es fácil, en un pueblo chico todo se sabe.

Don Benigno se armó de valor y la buscó. Cuando Paloma abrió la puerta vio a un hombre mayor.

—¿A quién busca?

—A ti, Paloma.

—¿Y usted quién es? —Lo miró extrañada.

—Tu papá.

A la mujer le tembló el cuerpo. Nunca imaginó que su progenitor aparecería así, sin aviso. Le cerró la puerta en las narices. Don Benigno la comprendió, pero insistió muchas veces más hasta que un día lo dejó pasar. Paloma le advirtió que no lo llamaría "papá". Él aceptó y se dio a la tarea de visitarla todas las tardes.

Al despedirnos, en su última consulta, Lupe comentó:

—Viera a mi tío: antes no se despegaba de la cama y ahora sale todos los días en punto de las seis. ¿Qué misterio se trae?

—Las palomas no son un misterio, Lupe. —Don Benigno me guiñó un ojo—. ¿No has visto su vuelo al atardecer? Antes de extender sus alas, caminan moviendo la cabeza de atrás para adelante. Siempre que tengo pan, les echo unas migajas para que se acerquen. Si no, para ellas no existo.

Después de haber narrado la historia de don Benigno, quiero explicarte el funcionamiento orgánico de tu sistema nervioso, el nivel energético emocional que se encuentra detrás del cuerpo físico, además de darte un glosario de enfermedades y padecimientos con las plantas medicinales que contribuyen a la recuperación de tu salud y bienestar.

¿Cómo funciona tu sistema nervioso en el cuerpo físico?

¡Ahora sí, agárrate!, porque hemos llegado al sistema más complejo de todos: el sistema nervioso.

Ésta es la principal red de comunicación y coordinación que existe en tu cuerpo: por una parte, transmite órdenes desde los centros superiores, a través de impulsos nerviosos que se desplazan a gran velocidad hacia cada uno de tus órganos; por la otra, recibe la información que los mismos órganos le envían.

Este sistema se divide, a su vez, en dos subsistemas: el sistema nervioso central y el periférico.

El sistema nervioso central está encargado de la coordinación y la toma decisiones. Está conformado por el encéfalo y la médula espinal. El encéfalo es el conjunto de órganos que están contenidos en la cavidad interna del cráneo: el cerebro, el tálamo, el hipotálamo, el hipocampo, el cerebelo, el tronco encefálico, el cuerpo calloso, las meninges y el bulbo raquídeo.

El cerebro (o telencéfalo) es la unidad central de las funciones que distinguen al ser humano de otros seres vivos, el lugar de la conciencia que te permite pensar, aprender, tener memoria y regular algunas funciones corporales como la comunicación celular (de la cual hablaremos más adelante). Está dividido en dos hemisferios: derecho e izquierdo.

El hemisferio izquierdo regula la parte derecha de tu cuerpo; está a cargo del habla, la escritura, la numeración, la lógica y la memoria a largo plazo. Es el centro de la expresión, del lenguaje articulado, de tu capacidad para planificar y tomar decisiones. En este lado del cerebro se encuentra el pensamiento consciente.

El hemisferio derecho regula la parte izquierda de tu cuerpo; gobierna la facultad visión-espacio, lo no verbal, la comprensión profunda, las sensaciones, los sentimientos, las habilidades artísticas y musicales, y la memoria visual. Este hemisferio tiene la capacidad de integrar varias experiencias de manera simultánea. En este lado del cerebro se encuentra el pensamiento inconsciente.

Al centro del encéfalo está el tálamo, encargado de repetir la información del cerebro. El hipotálamo (debajo del tálamo), además de su función endocrina, se relaciona con el sistema nervioso. Contiene numerosos núcleos de neuronas y está considerado el centro vital que integra al sistema límbico. Conectado a la glándula pituitaria, tiene las siguientes funciones: regula la temperatura corporal, nivela los nutrientes, equilibra la sal, el flujo sanguíneo, el ciclo sueño-vigilia y las sensaciones como hambre, sed, cansancio, enojo y miedo.

El sistema límbico, que se encuentra inmerso en el hipotálamo, regula la mente y el comportamiento subconsciente, abarcando el área emocional y el instinto de sobrevivencia. El hipocampo, que forma parte del sistema límbico, tiene como principal función generar y recuperar memorias. Sin su papel el aprendizaje sería imposible, pues diferencia la información valiosa y selecciona la que conviene guardar en la memoria a largo plazo.

En la parte inferior del encéfalo está el cerebelo, que controla el equilibrio y la postura. El tronco encefálico, en la base del cerebro, conecta el encéfalo y la médula espinal; ambos regulan los procesos de pensamiento consciente y coordinan los movimientos voluntarios.

La médula espinal, que junto con el encéfalo es parte del sistema nervioso central, es un haz de fibras nerviosas que se extiende desde la base del encéfalo hasta la parte inferior de la columna vertebral. Tiene forma de cilindro aplanado y es apenas más ancha que un lápiz. De la médula salen treinta y uno pares de nervios que se conectan con la piel, los músculos, los brazos, las piernas, el tórax y el abdomen; están encargados de transmitir información y generar sensaciones.

Los nervios son, precisamente, los elementos constitutivos del sistema periférico. Éste se subdivide en autónomo, que regula la presión sanguínea, el ritmo cardiaco y los actos reflejos, y el somático, que controla el sistema musculoesquelético y está a cargo de la motricidad y las sensaciones.

La neurona es la célula del sistema nervioso y forma una red que transmite información por todo el cuerpo. Hay millones de ellas en el encéfalo y el resto del organismo. Las neuronas parecen seres estelares por sus alargamientos: los más cortos, llamados dendritas, conducen impulsos nerviosos para comunicarse entre las neuronas; los más largos, llamados axones, dan origen a los nervios que conectan al sistema nervioso en su totalidad al unirse con otros axones.

¿Alguna vez escuchaste que las células tienen capacidad regenerativa? Si un nervio se corta, puede regenerarse desarrollando un nuevo brote en la dendrita que se une a otra terminación nerviosa; con estimulación, fisioterapia y orden alimenticio adecuado, la neurona recupera su función. Sin embargo, es importante tener en cuenta que ciertas sustancias destruyen la capacidad regenerativa de las neuronas; en especial el aspartame, los solventes volátiles y las drogas.

Las neuronas se comunican a través de señales electromagnéticas de ondas de baja frecuencia (menos de 20 kHz). Una molécula que resuena con otra, en la misma longitud de onda, empieza a generar una resonancia que afecta a las demás, y entre todas crean una cascada de impulsos que viaja a la velocidad de la luz. Las moléculas pueden sintonizarse a larga distancia, por lo que un cambio en una de ellas incide en el resto.

¿Recuerdas que tres cuartas partes de tu cuerpo son agua? Pues resulta que el medio de transporte a través del cual viajan las ondas electromagnéticas es, justamente, el agua. Es el elemento natural de células y neuronas, y actúa como conductor. Sus moléculas tienen capacidad de organizar, grabar, imprimir y transportar información.

Ahora entiendes por qué la insistencia en tomar tres litros de agua al día. Agua pura y simple, no cualquier líquido: ni refrescos, ni té, ni café, ni alcohol cuentan como parte del consumo que tu cuerpo necesita para regularse y funcionar idóneamente. Cuando te sientas cansado, decaído o simplemente no puedas pensar con claridad, pregúntate si has tomado suficiente agua. La falta de agua puede provocar síntomas como cansancio extremo, pérdida del equilibrio, embotamiento y sensación de "cruda". Hay personas que nunca tienen sed; si eres una de ellas, ¡aguas!

¿Cómo funciona tu sistema nervioso en el campo de las emociones o cuerpo sutil?

A pesar de tener memoria, se nos olvida que formamos parte del planeta y estamos hechos a su imagen y semejanza. Nos constituyen los mismos cuatro elementos que todos conocemos: el aire de tu sistema respiratorio, la tierra en tu sistema óseo, el fuego en el sistema hepato-digestivo y el agua del torrente sanguíneo y el sistema nervioso.

Por nuestro cuerpo se despliega, como los ríos, las lagunas y los océanos, una compleja red electromagnética: el sistema nervioso, que funciona gracias al agua que corre por tu organismo. ¿Crees que tus neuronas podrían comunicarse si los canales están contaminados? Imposible. Así como contaminamos las aguas del planeta, también hemos afectado las descargas eléctricas del sistema nervioso, porque el agua que transporta las neuronas se ha intoxicado con bebidas edulcorantes y alimentos cuya composición química afecta el equilibrio cerebral. Tu sistema nervioso no sólo requiere relajación, sino agua. Es necesario que bebas tres litros diarios para que tu medio de transporte neuronal acuático se mantenga limpio. De esta manera es factible llegar a la edad adulta con vitalidad y lucidez mental.

A lo largo de la historia, cuando un ejército conquistador intenta vencer una ciudad, recurre a una estrategia infalible: cortar los canales de agua. Ejemplo de ello es el cerco que Hernán Cortés impuso a la ciudad de Tenochtitlan, con el cual logró conquistarla. Si tu cuerpo fuera un lugar por dominar, ¿lo defenderías o lo atacarías?

Ahora bien, esta maravilla de comunicación neuronal es alterada no sólo por falta de agua, químicos o drogas, sino por algo sutil que se cuela en la vida cotidiana y que es socialmente aceptado: la prisa. Y ésta, inherente al estrés, se ha convertido en el padecimiento de la actualidad. La prisa afecta al sistema nervioso y daña de manera colateral la sangre, el corazón, la digestión, la piel y el estado de ánimo.

Lo más grave es la extraordinaria facilidad con la que se normalizan la prisa y el estrés, como si esto indicara qué tan responsables somos. Nos acostumbramos a pasar de una actividad a otra en fracción de segundos o a realizar actividades simultáneas, como malabaristas de circo. La prisa y el estrés se han vuelto el camino hacia el éxito.

Evidentemente no estoy hablando de ti. Con toda seguridad tú sí duermes ocho horas seguidas, meditas unos minutos cuando despiertas, aprovechas los momentos del desayuno, la comida y la cena no sólo para disfrutar del alimento, sino de la familia y los amigos, escuchándolos, platicándoles de ti, sin ver el celular ni el televisor; manejas tranquilo, sin pelearte con los automovilistas, y le das el paso al peatón; si vas a pie, caminas sin chocar con otras personas y saludas a conocidos y desconocidos, y también descansas sin culpa un día a la semana y te das vacaciones dos veces al año.

La lengua española nos da una curiosa coincidencia: *prisa* y *pandemia* empiezan con *p*. ¿Qué tal si *pausa* formara parte de nuestro vocabulario cotidiano? El equilibrio y el bienestar que alcanzaríamos haciendo pausas evitaría cualquier enfermedad.

La comunicación electromagnética entre el cielo y la tierra es el sonido del trueno, la manifestación del Gran Espíritu que resuena desde los planos superiores para generar los chispazos de conciencia que necesita la humanidad.

El destello luminoso del relámpago se parece a la activación de las neuronas, que forman estructuras para transmitir el poder de la regeneración. Salvaguardan la memoria ancestral oculta y esperan la chispa de luz que active la conciencia en un acto de silencio a través de la pausa.

En los estados de meditación profunda la mente se sumerge en el cenote sagrado que se encuentra en el encéfalo para sacrificar el ego y permitir que el Ser surja de las profundidades hacia la superficie.

Enfermedades y padecimientos del sistema nervioso, y alimentos, bulbos, cortezas, flores, hojas y raíces para tratarlos

Alcoholismo: cardo mariano, chaya, flor de azahar, hierba de san Juan, pasiflora, raíz de gato, valeriana.

Alzhéimer: aguacate, gingko biloba, ginseng, vainilla.

Amnesia o pérdida de memoria: gingko biloba, ginseng, té verde, vainilla.

Ansiedad: azahar, guanábana, hierba de san Juan, manzanilla, milenrama, pasiflora, tila, valeriana.

Colitis: aguacate (fruto y hojas), anís, árnica, bardana, boca de dragón, cempasúchil, cuachalalate, hierbabuena, lavanda, manzanilla, matlali santa María, milenrama, tabaco (hojas), té limón, verbena.

Convulsiones: azahar, drosera, naranjo (hojas), pasiflora, valeriana, zapote blanco.

Epilepsia: axiote, cempasúchil, flor de manita, magnolia, mapurite, muérdago, ojo de gallina, pasiflora, ruda, tumbavaquero, valeriana, verbena.

Esquizofrenia: gingko biloba, ginseng, vainilla.

Estrés: avena, azahar, lavanda (aromaterapia y aceite para masaje), lechuga, limón, naranjo amargo, nenúfar blanco, pasiflora, perejil, tila, valeriana.

Herpes zóster: ajo, bretónica, caléndula, capitaneja, cardo santo, centella asiática, equinácea, hierba de san Juan, hierba del pollo, llantén, mapurite, raíz angélica, sábila, sangre de drago, tomillo.

Hipertensión arterial: aguacate (fruto y hojas), ajo, albahaca, alcaparra, centella asiática, espinaca, gingko biloba, ginseng, hierba de san Juan, lechuga, melón, pasiflora, pera, sandía, tilo, valeriana.

Insomnio: amapola, avena, floripondio (una flor debajo de la almohada), ginseng, hierba de san Juan, lavanda, lechuga, limón, manzanilla, pasiflora, té limón, tila, tumbavaquero, valeriana, zapote blanco.

Mal de san Vito: hierba de san Juan, pasiflora, tila, toronjil, tumbavaquero, valeriana.

Mareos: albahaca, azahar, equinácea, flor de manita, gingko biloba, jengibre, lavanda, manzanilla, pasiflora.

Meningitis: gingko biloba, jengibre, mercadela, pasiflora, tomillo.

Migraña: azahar, jengibre, matlali santa María, milenrama, pasiflora, sauce, sosa, té verde, valeriana.

Neuralgias: acónito, ajo, cebolla, cimicífuga, floripondio, gordolobo, hiedra, orégano, pasiflora, sauce, tila.

Parkinson: aguacate, almendro, arándano, arroz orgánico, avena, fresa, gingko biloba, limón, naranja, olivo, pasiflora, uva.

Tensión nerviosa: azahar, berenjena, ginseng, guanábana, magnolia, muérdago, pasiflora, tila, tumbavaquero, valeriana, yoloxóchitl.

Vértigo: café, gingko biloba, granada, hierba de san Juan, laurel, pasiflora, romero, valeriana.

Vitiligo: calaguala, gingko biloba, hierba de san Juan, pasiflora, raíz angélica, ruda, toronjil, valeriana.

CAPÍTULO 11

La percepción mágica:

la herbolaria como aliada del sistema de los sentidos

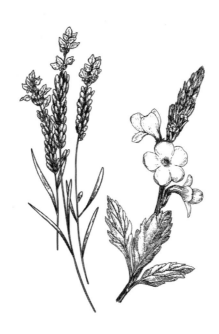

La conocí un mes después de haber nacido. Su madre, Margarita, la llevaba envuelta en una manta rosa que había sido bordada con sus propias manos, y su padre, Aurelio, cargaba la pañalera.

—Aquí está nuestra Inés —dijo Margarita mientras abría la manta para mostrar a la pequeña de piel aceitunada.

La pusieron en mis brazos. Su olor de recién nacida y leche materna me inundó.

—Te conocí antes de que fueras concebida —le dije como si mis palabras fueran sonidos comprensibles para su oído—. El día que tus padres vinieron para saber si podrían embarazarse, supe que llegarías porque vi este momento como una película del futuro. Bienvenida a este mundo, Inés; que tu vida esté sostenida por la dicha y la gratitud de haber llegado.

Aurelio y Margarita cuidaron el bienestar de su hija con la herbolaria: cuando uno de ellos enfermaba, acudían a mi consulta para restablecer sus procesos de salud.

Así, Inés aprendió a detectar el más mínimo desequilibrio en su cuerpo físico y en sus emociones. "Llévenme con Marián", decía la niña cuando sentía que algo no andaba bien. Y los padres pedían cita de inmediato. Y a diferencia de los niños que no sueltan a su madre y lloran temerosos, ella pedía estar sola en su consulta; entraba dando brinquitos y se sentaba en una silla donde sobraba espacio. Su alma grande se encargaba de llenar el vacío, mientras Inés hablaba como mujer adulta sobre las dolencias de su cuerpo y su corazón. No le gustaban los regaños de la maestra ni el *bullying* que sufría a causa del tamaño de su nariz, y a pesar de ello se ganaba la aceptación de cuanta persona conocía gracias a sus ojos amielados y su sonrisa de media luna.

Como hija única, jugaba con el equipo de cocina en el que metía hojas y pétalos de flores para simular comida y sentaba a los muñecos invitados al festín. Era tanto el gusto por cocinar que asistía a su madre en la elaboración de guisos y postres que después regalaba a las personas que más quería. A mí se me hizo costumbre recibir una charola de galletas de nuez elaborada por Inés al final de sus consultas. Sin ser su abuela, me convertí en el testigo que acompaña a la niña que aprende a ser mujer.

Tenía trece años la tarde que salió de la escuela para tomar el autobús que la llevaría de regreso a casa. Se agarró con firmeza del pasamanos para no caer encima de las personas, aunque la ausencia de espacio entre los cuerpos permitía que unos se sostuvieran con los otros, mientras oscilaban entre vapores de humanidad. Con la mano que le quedaba libre mantenía sus pertenencias pegadas al pecho, alerta. El chofer conducía a toda velocidad para ganar el pasaje al autobús vecino. De repente, un tercer camión salió de una calle casi imperceptible. Diez personas fallecieron en aquel trágico accidente, que dejó a Inés viva, pero con las costillas rotas y contusión cerebral.

Después de una larga temporada en el hospital y una lenta recuperación, Inés se incorporó poco a poco a su cotidianidad. Aunque algo no estaba bien: comía sin apetito y no percibía olores ni aromas. Al inicio sus padres pensaron que eran síntomas normales del trauma. Varios meses después le realizaron nuevos estudios. El diagnóstico fue claro: la contusión en la cabeza le había dañado los sentidos del gusto y el olfato de manera irreversible. Pero como sólo el tiempo ordena virtuosamente el desconcierto y es capaz de transformar la tristeza en aceptación, los demás sentidos suplieron a sus compañeros muertos.

—¡Qué gusto verlos! —les dije a Margarita, Aurelio e Inés, quien mostraba el cuerpo de una hermosa mujer de dieciocho años. Tomen asiento, por favor. ¿Qué los trae por aquí?

—Su terquedad. —Aurelio movió el cuello a la derecha para señalar a su hija.

—Perdón, pero no entiendo.

—No queremos que sufra, Marián —dijo su madre.

—¿Y cuál sería la causa del sufrimiento?

—Quiero ser chef —habló Inés.

—¿Y cómo los puedo apoyar? —les pregunté a los tres.

—Tú nos has enseñado a curarnos con la herbolaria y por eso le tenemos fe —intervino la madre—. Todo lo solucionamos con un tecito: que el árnica para los golpes; la caléndula para cicatrizar; la valeriana para calmarse; la lavanda para el insomnio; la gobernadora para el susto; todo. Hasta los amigos nos dicen que seríamos capaces de echar a andar el auto con una infusión concentrada de boldo.

—Pero no hago milagros.

—Tú no, pero la herbolaría sí. Según los médicos es imposible que Inés recupere el gusto y el olfato. ¿Crees que exista alguna planta que le haga el milagrito para entrar en razón?

—¡Ah, caray! Esa sí estuvo buena. A ver, ¿para quién sería el milagro?

—¿Cómo para quién? —preguntó su padre, ofendido—. ¿No hemos sido claros? Estamos hablando de nuestra Inés.

—Yo sé lo que quiero —sentenció.

—Pero vas a fracasar —interrumpió su madre.

—Creo que el milagro es la confianza. —Dirigí la mirada directamente a Aurelio y Margarita.

—¿Se han dado cuenta de que los alimentos que preparo no están insípidos o salados? —preguntó Inés a sus padres.

—Es cierto —dijo Margarita—. ¿Cómo lo haces?

—Es simple. Pongo los condimentos en la palma de la mano: en la punta percibo los sabores dulces; en los extremos inferiores, los salados; en los extremos superiores, lo que es ácido; en la parte de atrás, lo amargo, y en el centro, el sazón. Elijo las hierbas aromáticas frotándolas y mido la cantidad con la yema de los dedos. Aprendí a ver, en el vaporcito que sale de las ollas, el punto de cocción. Imagino que soy una bruja que hace pócimas para hechizar a las personas, atrapadas en el deleite.

—Estoy muy orgullosa de que utilicen la herbolaria como aliada para su vida. En todos estos años no sólo han confiado en mi consulta, también han aprendido y comprobado sus bondades. En esta ocasión utilizaremos flores, cuya acción llegará al estado emocional, no sólo al físico. Aurelio y Margarita: ustedes beberán infusión de lavanda.

—¿El remedio es para nosotros o para Inés?

—Para todos. Ustedes necesitan calmar su estado de ansiedad para confiar en su hija, para ello pediremos el apoyo de la lavanda.

—Tan hermosa. Mi madre la tenía sembrada porque su aroma ahuyenta a los mosquitos —dijo Margarita.

—Les voy a platicar de esta flor que no sólo es hermosa, sino curativa en varios niveles: su nombre científico es *Lavandula angustifolia*, del género *Lavandula* y de la familia de las *Lamiaceae*. Su nombre se deriva del latín *lavandula*, que significa lavar, bañar o limpiar, pues desde la Edad Media se utilizaba como infusión para perfumar las prendas que se lavaban; costumbre que tenemos hasta nuestros días. Es originaria del Mediterráneo, especialmente de Italia y España. Actualmente es cultivada en muchas regiones del mundo.

»La lavanda tiene muchos usos. Por ejemplo, las flores secas se guardan en pequeñas bolsas de algodón para perfumar los armarios. Su esencia es utilizada como perfume, desinfectante, suavizante de la piel; embellece el cabello y lo mantiene libre de piojos; evita las picaduras de insectos. En emplasto alivia los esguinces. En infusión baja la fiebre, relaja el sistema nervioso y ayuda a conciliar el sueño. El aceite esencial puede ser utilizado para el estrés, la irritabilidad, la ansiedad y el dolor de cabeza; es desinfectante, cicatrizante y calmante para las quemaduras de sol; además, tiene propiedades antibacterianas, antivíricas, antifúngicas, herbicidas e insecticidas. Como pueden ver, es una planta cuyo color, aroma y cualidades medicinales sanan tanto el cuerpo como el alma.

»Vamos a utilizarla para relajar el sistema nervioso, la ansiedad y el temor. Desde ahí construiremos la confianza que necesitan sus corazones para dejar que Inés elija con libertad su propio camino.

—Confiamos en ti, Marián, pero sobre todo en la eficacia de la planta que nos recomiendas. ¿Cómo la vamos a tomar?

—No sólo la van a tomar; la van a oler y van a utilizarla sobre la piel, con base en las siguientes recetas.

TRATAMIENTO
PARA LA CONFIANZA

Ingredientes:
- Aceite esencial de lavanda
- Flores de lavanda sembradas en tu casa, ya sea en el jardín o en macetas. (La planta fresca y recién cortada tiene mayores beneficios que la seca)

ACEITE ESENCIAL DE LAVANDA

Aplicación:
Coloca 5 gotas de aceite de lavanda sobre las sienes, al centro del pecho y en el ombligo, en las mañanas y por las noches.

SACHETS DE LAVANDA

Preparación:
Coloca pequeñas bolsas de algodón rellenas de flores de lavanda en los clósets, los cajones y varias partes de la casa.

INFUSIÓN DE LAVANDA

Ingredientes:

* 1 cucharada de flores de lavanda

Preparación:

Coloca 3 flores al fondo de la taza, vierte agua caliente, tapa y deja reposar durante 15 minutos. Bebe por la noche, antes de dormir.

—¿La puedo usar, aunque no la pueda oler? —preguntó Inés.

—Claro que sí, ella actuará cuando la bebes en infusión y también al ponerla sobre tu piel. Además la puedes sembrar. Recuerda que los colores de las plantas también entran por la mirada y transportan su esencia sanadora. Sin embargo, para ti, Inés, también me gustaría utilizar otra planta que se llama verbena.

»Conocida como hierba de los hechizos, su nombre científico es *Verbena officinalis*. En algunos lugares le dicen hierba de san Juan porque los germanos se la colgaban, justamente, en el día de san Juan. Pero no hay que confundirla con *Hipericum perforatum* (hierba de san Juan).

»Aunque la verbena tiene capacidad para curar una gran cantidad de enfermedades, su fama se debe más a sus propiedades sobrenaturales que terapéuticas. Fue venerada por los druidas como planta mágica, utilizada por los griegos y los romanos en sus ritos de purificación. Desde la Antigüedad ha sido considerada símbolo de paz, bienaventuranza y felicidad; es la planta de las brujas, las hechiceras, los magos y todas las personas consideradas de poder. Y ahora será la tuya, Inés.

Tratamiento de poder

INFUSIÓN DE VERBENA

Ingredientes:

- ½ de cucharada de hojas de verbena

Preparación:

Coloca las hojas de la verbena al fondo del recipiente, agrega una taza de agua hirviendo. Tapa y deja reposar 15 minutos. Bébela en ayunas y antes de dormir.

ACEITE ESENCIAL DE VERBENA

Aplicación:

Coloca 5 gotas de la esencia en la palma de tus manos, al centro del pecho (donde se ubica el centro de energía, del corazón) y otro justo en medio de la frente (centro energético de la percepción).

Aurelio y Margarita no tuvieron más remedio que apoyar la decisión de Inés. A medida que progresaba en las artes culinarias, verla cocinar fue una sorpresa para todos.

Tres años después me encontraba ante las puertas cerradas del restaurante Sabor Floral, en medio de un centenar de personas. Un listón rojo nos impedía el paso. Las puertas se abrieron. Inés, vestida de chef, nos sonrió para darnos la bienvenida.

—¿Me harían el honor? —les dijo Inés a sus padres, quienes tomaron las tijeras que su hija les ofreció para cortar el listón.

—Anden —insistió ella.

Se pararon en el primer escalón. Cortaron.

Con la historia de Inés, se puede observar que cuando un sentido falta los otros potencian sus cualidades para suplir la deficiencia. El ciego ve cuando acaricia y camina aguzando el oído. El mudo habla con la expresión del rostro y el lenguaje de sus manos. El sordo escucha observando las señales del entorno. La percepción sensorial despierta cuando se abre el corazón.

Por eso quiero platicarte cómo funcionan tus sentidos en el cuerpo físico. Nos acercaremos al nivel emocional y energético, y finalmente te daré una lista de las enfermedades y padecimientos más comunes, junto con las plantas medicinales que pueden apoyar tu salud.

¿Cómo funcionan tus sentidos en el cuerpo físico?

Has llegado al lugar donde se procesa la información con tecnología de punta: el sistema de los sentidos. Se trata de una estructura física altamente desarrollada, con cinco funciones especializadas: el olfato, el oído, el gusto, la vista y el tacto.

Los sentidos dependen directamente del sistema nervioso central, ya que cada uno de sus órganos recibe la información molecular y la transmite a través de impulsos electromagnéticos a la corteza cerebral.

Como cada sentido aporta algo único a nuestro organismo, me gustaría mostrarte el desarrollo y funcionamiento de ellos, uno por uno.

El olfato

El olfato es uno de los sentidos más desarrollados de tu organismo. Entre las semanas siete y ocho comienza a formarse la nariz y a desarrollarse el olfato. Así, cuando naciste, identificaste de inmediato el aroma de tu madre, de ahí que instintivamente abrieras la boca moviendo la cabeza en dirección a su pecho, para encontrar la fuente de tu alimento.

¿Cómo funciona el olfato? La nariz tiene entre diez y cien millones de neuronas receptoras localizadas en la parte superior de la cavidad nasal. Por eso eres capaz de distinguir hasta diez mil olores distintos, dependiendo de la combinación de patrones olfativos en la actividad cerebral.

Las moléculas olfativas que entran por la nariz se disuelven en el moco interno. Cada vez que encajan en las células receptoras se activa el impulso nervioso que recibe el bulbo olfatorio (localizado cerca de la sien). La información captada se transmite al tálamo y la corteza cerebral para que distingas olores y aromas.

Existen ciertos factores que pueden alterar tu capacidad de percibir olores. Una de las más comunes es el tabaquismo, cuya acción, a corto plazo, disminuye la sensibilidad de manera casi imperceptible, y a largo plazo ocasiona la pérdida tanto del sentido del olfato como del gusto. Otro factor importante es la ingesta de fármacos como antihistamínicos, analgésicos o esteroides. Por último, las enfermedades como Alzheimer y Parkinson, y los traumatismos craneales también afectan decisivamente esta función.

El oído

El sentido del oído, junto con el del olfato, es uno de los más desarrollados del cuerpo humano. A la sexta semana de ser fecundado comenzó el desarrollo del oído interno y a la undécima semana ya tenías oído externo con todo y oreja. A partir de la decimoctava semana adquiriste la capacidad de escuchar la voz de tus padres, la de tus seres más cercanos, la música y los sonidos a tu alrededor.

Cuando naciste, la sensibilidad de tu oído era en extremo delicada. Reconocías los sonidos familiares y no necesitabas volumen alto para apreciar una melodía. De la misma manera, un ruido fuerte alteraba tu estado de paz.

¿Cómo funciona el oído? El oído percibe el sonido y el equilibrio gracias a que las células ciliadas responden a las ondas sonoras transmitidas por el aire; cuando tu oído las detecta, por instinto mueves ligeramente la cabeza en dirección al sonido.

El oído contiene los receptores de las ondas sonoras y los receptores del equilibrio, ambos forman el nervio vestibulococlear, que transmite los impulsos nerviosos hacia la corteza cerebral.

El oído se divide en tres partes: el oído externo, el medio y el interno. El oído externo, que comprende el pabellón de la oreja, transmite las ondas sonoras al conducto auditivo; en su interior hay glándulas sebáceas y ceruminosas. El oído medio es una cavidad llena de aire que contiene los tres huesos más pequeños de tu cuerpo: martillo, yunque y estribo, encargados de transferir al oído interno las vibraciones que recibe del tímpano. El oído interno, donde se encuentra el laberinto, es el órgano de la audición. El laberinto está compuesto por la cóclea (o caracol) y tres canales semicirculares que regulan el equilibrio y mandan información a los centros superiores del cerebro.

La intensidad vibratoria del sonido se mide en decibeles (dB) y tu sistema auditivo es afectado por las vibraciones que recibe. El silencio mide cero decibeles, mientras que una conversación normal tiene sesenta dB y un grito ochenta. Cuando el nivel excede los noventa decibeles las células del oído resultan seriamente dañadas, como sucede con la exposición a la música en un volumen alto, el ruido de los motores producido en las ciudades modernas, los conciertos de rock, el estruendo de los comercios para llamar la atención de sus clientes. Incluso el uso de auriculares y teléfonos celulares puede producir sonidos por encima de los ciento diez decibeles. Para el oído normal, ciento veinte decibeles ya es molesto y ciento cuarenta resultan dolorosos.

Tal vez no te des cuenta, pero la emisión de sonidos en altos decibeles ocasiona una ligera pérdida de audición, que es progresiva. Un día te das cuenta del daño cuando dejas de entender lo que te dicen y, moviendo la cabeza con una ligera inclinación, te la pasas preguntando: "¿Qué?".

El gusto

Cuando tenías once semanas de gestación empezaron a desarrollarse las papilas gustativas que más adelante te darían el sentido del gusto al nacer.

Éste es el sentido gracias al cual distingues cinco sabores primarios: agrio, dulce, amargo, salado y *umami*, vocablo japonés que significa "esencia de la delicia". Así, en tus primeros meses de vida tuviste preferencia por los sabores dulces. Después, poco a poco, pudiste incorporar lo amargo, lo salado y lo agrio.

¿Cómo funciona el gusto? Las papilas gustativas son las células especializadas en detectar las moléculas que recibes en la boca. Se localizan en la superficie de la lengua, el paladar, la garganta y la epiglotis. Aproximadamente tienes diez mil papilas gustativas, cada una de ellas es un botón que, al ser oprimido por alguna sustancia, detecta la sensación de sabor y envía esta información al bulbo raquídeo, que a su vez lo transmite al tálamo y a la corteza cerebral.

Las papilas gustativas en la punta de la lengua detectan los sabores dulces; en los extremos, los salados y ácidos; en la parte posterior, los amargos, y en toda la lengua, la esencia del gusto que los orientales llaman *umami*. Instintivamente, Inés había conseguido que en su mano quedara el mapa de la lengua.

La vista

A la sexta semana de que fueras concebido se inició el desarrollo de tus ojos. ¿Te imaginas? Eras como un renacuajo con los ojos separados y cerrados. A partir de la semana ocho se formaron tus párpados, la pupila y las primeras conexiones nerviosas que te permitirían captar la luz, y en la once, el iris; pero no sería sino hasta la semana veintiséis cuando tus ojos se abrirían.

Cuando recién naciste sólo podías ver las sombras, distinguiendo los contrastes entre luz y oscuridad. Conforme pasaron los días pudiste fijar la mirada y distinguir objetos a unos veinte centímetros. Después del primer mes fuiste capaz de ver el rostro de las personas y observar tu entorno en tercera dimensión; los nervios de tus ojos estaban finalmente fortalecidos.

¿Cómo funciona la vista? Los ojos captan la luz que entra por las pupilas para registrarse en las retinas, donde se crean las imágenes de manera invertida. Éstas se convierten en impulsos electromagnéticos que recibe el nervio óptico para conducir la información al lóbulo occipital, en la corteza cerebral. Este proceso es posible gracias a la acción de dos neuronas: los bastones y los conos.

Los bastones tienen un pigmento sensible a la luz con el cual pueden detectar lo claro, lo oscuro, la forma y el movimiento. Los conos, por su parte, están encargados de distinguir los colores. Hay tres tipos de conos, cada uno de ellos para un pigmento diferente: verde, rojo y azul.

Cada uno de tus ojos ve una imagen distinta, las cuales se unen creando la visión binocular, que te permite percibir con profundidad, es decir, en tercera dimensión.

El tacto

La piel es el primer órgano que se forma en el embrión porque, como recordarás, es la vasija que contiene el alma y todo tu organismo. Gracias a ella percibiste el amor con que te cargaron en el momento de nacer.

¿Cómo funciona el tacto? A lo largo de tu piel tienes receptores sensoriales de células nerviosas, microscópicas y de formas diversas que detectan el contacto y los estímulos como calor, frío, presión o dolor. Estos receptores transmiten las señales a través de la médula espinal y el encéfalo, hasta una tira que se encuentra en la corteza cerebral llamada córtex somatosensorial. De tal manera, tu piel siente por todos lados, desde la punta de los pies hasta el último cabello.

¿Cómo funciona el sistema de los sentidos en el campo de las emociones o cuerpo sutil?

El alma se encarna para vivir la experiencia de percibir colores, degustar sabores, recibir el amor y entregarse a él. El alma huele y es olida, expresa y es escuchada, observa y es mirada, acaricia y es palpada. No desea acumular dinero ni bienes materiales, sino experiencias. Ella sabe que si vive con intensidad es un alma rica. Y también sabe que si se dejara llevar por la indiferencia, permitiendo que sus días transcurran en la rutina gris, podría verse obligada a mendigar "una experiencia por el amor de Dios".

Los sentidos son los emisarios del alma. Cada sentido es la representación de un mensajero que sale del órgano donde habita. El emisario de la visión sale de los ojos, el del olfato surge de la nariz, el del gusto brinca de la lengua, el de la escucha se desenrolla en el oído y el del tacto emerge por los poros de la piel. Así, los sentidos comienzan un viaje para llevar la información que el alma necesita. La conciencia despliega el vuelo para evolucionar y retornar con los frutos que cosecha.

¿Cómo es el vuelo de los emisarios del alma en su viaje a la evolución?

El mensajero del olfato

El mensajero del olfato es el primer sentido que se desarrolla en el vientre materno; para guardar en su registro olfativo, los olores primarios que marcan un código de vida. Este código se basa en la manera de percibir los diez mil diferentes tipos de olores. Y cada ser humano, de acuerdo con su manera de clasificar aroma y olor, tiene una especie de "marca" única e irrepetible impresa en la membrana de la nariz.

El olfato tiene memoria y cualquier olor, por simple que sea, te puede trasladar al lugar donde se produjo. El olor a pan de naranja recién horneado probablemente te lleve a casa de tu abuela. A mí, el olor a vaca me lleva al establo donde mi abuelo compraba la leche recién ordeñada.

El olfato puede también anunciar algún contratiempo, por eso se dice: "Algo no me huele bien". Y en efecto, lo que huele mal, acaba mal. El olor también está unido a las distintas culturas y costumbres. Una de las ceremonias más hermosas en México se realiza a principios de noviembre, la fiesta de todos santos; tiempo durante el cual los difuntos son invitados a traspasar el umbral entre su mundo y el nuestro para comunicarse a través de los olores que emanan de los altares de casas y cementerios. Por dos días, en el aire flota el olor a copal, flor de cempasúchil, dulce de calabaza, chocolate caliente, pulque, tamales de mole, pan de huevo con anís y hojas de tabaco, que los espíritus absorben para dejar de penar y regresar, agradecidos, al mundo de las sombras.

Si el emisario del olfato se cierra necesitas preguntarte: ¿me da miedo desarrollar mi intuición?, ¿hay algo que rechazo de mí mismo o del exterior?, ¿me siento querido, amado y respetado?, ¿me siento feliz de estar encarnado? Para estar en equilibrio, al emisario del olfato le gusta no sólo la limpieza, sino acciones congruentes e íntegras, de tal manera que fluya del mundo interno al externo de manera armoniosa.

El mensajero de la audición

Tu alma escucha su propia llegada al cuerpo que le otorga hospedaje y seguirá escuchando sus pasos aún después de que exhales el último aliento. Así, el mensajero de la audición empieza a trabajar con los primeros latidos de tu corazón.

Dentro del oído, como ya dijimos, se encuentra el caracol enroscado en dos vueltas y media, las dos vueltas y media que da el alma alrededor del planeta antes de encarnar y que vuelve a dar en el aire antes de entrar al cuerpo.

El oído te otorga la estabilidad y el equilibrio que necesitas, tanto para tu vida íntima como para tu relación con el exterior; tu buena capacidad auditiva te permite estar conectado con el mundo que te rodea.

La práctica de la meditación puede dar algunos regalos al oído: la capacidad de percibir sonidos cada vez más sutiles como el vuelo de las aves a la distancia, la paz para escuchar tu voz interior o los mensajes de maestros superiores que llegan al caracol auditivo desde otros planos dimensionales. El oído también marca el avance de tu vida espiritual; por algo, los practicantes de meditación escuchan música sagrada, cuyos acordes sostienen la conciencia del ser.

Para que el emisario de la audición tenga estabilidad necesitas silencio externo e interno. Los sonidos pueden ser armoniosos. Pero el ruido es un torbellino que te pierde en el oscuro laberinto de la inconsciencia. Además, si tienes pensamientos atropellándose unos a otros, experimentarás el zumbido de la mente, aunque estés en soledad.

Si el mensajero del oído se cierra, necesitas preguntarte: ¿qué es lo que no quiero escuchar?, ¿escucho algo que no me gusta o me da miedo?

El mensajero de la audición te da equilibrio y balance en todos los niveles. De ahí que necesite ser nutrido con sonidos propios de la naturaleza, música armoniosa y conversaciones sostenidas por el amor. El ritmo constante de los latidos de un corazón agradecido es la fuente de la paz.

El mensajero del gusto

El mensajero del gusto es uno de los más divertidos, ya que la mezcla de sabores experimentados en la boca puede llegar a hacerte sentir en el cielo o en el infierno.

Los sabores están profundamente relacionados con las culturas del mundo. De hecho, si estás de visita en algún lugar lo primero que haces es probar su comida típica, pues representa la esencia del pueblo y tu manera de saborearla está vinculada a tu adaptación.

La misión del emisario del gusto es disfrutar los sabores para que el alma se llene de placer. Comer despacio es la mejor manera de saborear la comida. Mastícala mezclándola lentamente con la saliva, cierra los ojos, aspira los aromas que van de la lengua al paladar y a la nariz, y antes de tragarla escúchate exclamar: "Mmm", como si tuvieras una experiencia orgásmica.

Algunas personas ni siquiera se dan cuenta de que comen sin disfrutar los alimentos; viven demasiado en la cabeza, fuera de sí y desconectadas de la esencia de la vida. Generalmente, estas personas comen rápido, mientras ven la televisión o hablan por teléfono. Así pierden el gusto por la comida y pueden enfermar de depresión.

Si el emisario del gusto se cierra, necesitas preguntarte: ¿disfruto la vida? ¿Vivo de manera automática? ¿Me siento satisfecho? Los aliados del emisario del gusto son la paciencia para comer despacio, la pausa para saborear cada bocado y la buena compañía para compartir el gozo.

El mensajero de la visión

Cuando eras bebé, el emisario de la visión iba y venía divertido, del alma al mundo de afuera y viceversa, para cruzar el puente entre el mundo interior y la realidad concreta. Desde entonces, el alma se ha nutrido con la experiencia de observar el entorno y ha aprendido sobre el asombro.

Con el paso del tiempo y a medida que te vuelves adulto, la información del mensajero estará sostenida por la interpretación que tengas ante la vida. Si la visión pasa a través del lente negativo, no podrás tomar el aprendizaje que hay detrás de cada experiencia.

Así como las cosas son según el color del cristal con que se mira, se dice que los ojos también son la ventana del alma, ya que se puede percibir, en ellos, la esencia de una persona. Cuando la mirada es clara refleja la pureza del ser; pero cuando es turbia quizá se esconde de la verdad.

Una vez conocí a una persona que veía defectos en todo lo que la rodeaba. Los rayos solares la deslumbraban, la oscuridad la deprimía, las multitudes la agobiaban, la soledad la inquietaba. No es de extrañar que, enferma de negatividad, sufriera de conjuntivitis y de una serie de padecimientos clasificados como "alergias oculares".

Si el emisario de la vista se cierra, necesitas preguntarte: ¿qué es lo que no quiero ver?, ¿qué no está en mi visión y extraño ver?, ¿veo algo que me remite a recuerdos dolorosos?, ¿veo mi vida con aprecio?

Cuando el emisario va hacia afuera es capaz de apreciar las manifestaciones en la naturaleza; cuando va hacia adentro reconoce su trayectoria y se llena de gratitud. Esto es posible por la esencia de bondad que anida en el alma. Ver el bien en todo cuanto existe otorga paz.

El mensajero del tacto

El mensajero del tacto es quien da la bienvenida al alma, el enlace entre el mundo de donde viene y el que la recibe, y el primer contacto con el exterior.

La fuerza amorosa que lleva cada caricia es una de las herramientas más poderosas no sólo para garantizar tu supervivencia, sino para que puedas adaptarte sin dificultad a la diversidad de la vida. Ser tocado con gentileza y suavidad te da seguridad, arraigo y confianza, autoestima, y fortalece tu sistema inmunológico. ¿Por qué crees que a lo largo de tu piel tienes miles de terminaciones nerviosas sensoriales que transmiten la información que recibes del exterior?

Por el contrario, un bebé no acariciado tiende a ser inseguro, tímido e indeciso, con poca capacidad para la adaptación y mucha necesidad de reconocimiento. Las personas que no han sido acariciadas tienen un bajo nivel inmunológico, poca resistencia y sufren enfermedades continuas, sobre todo padecimientos en la piel.

El mensajero del alma lleva información al bebé a través del contacto para que tenga la certeza de ser amado y reconocido por existir en ese cuerpo que eligió para encarnar.

Si el mensajero del tacto se cierra, necesitas preguntarte: ¿por qué no acepto el contacto de los otros? ¿Qué necesito que no recibo? ¿Por qué no me abro? La caricia amorosa es el lenguaje natural del ser.

Enfermedades y padecimientos del sistema de los sentidos, y alimentos, bulbos, cortezas, flores, hojas y raíces para tratarlos

Padecimientos de la visión

Carnosidades, cataratas: arándano, manzanilla, menta, milenrama, siempreviva, verdolaga.

Conjuntivitis: eufrasia, llantén, matlali santa María, mercadela, ruda.

Inflamación de ojos y párpados: papa, pepino.

Lavado de ojos: cempasúchil, llantén, malvavisco, manzanilla, matlali santa María, mercadela, ruda.

Miopía: arándano, manzanilla, ortiga, zanahoria.

Padecimientos oftálmicos en general: arándano, chicalote, gingko biloba, lechuga, margarita mayor, ortiga, papa, pepino, perejil, rosa silvestre, siempreviva, verdolaga, zanahoria.

Padecimientos de la audición

Otitis: ajo, albahaca, cempasúchil, clavo, equinácea, gordolobo, lavanda, melisa, olivo, perejil, sauce, tabaco (humo), toronjil.

Sordera: ajo, cebolla, gingko biloba, manzana.

Padecimientos del tacto

Neurodermatitis y psoriasis: aguacate (fruto y hojas), apio, avena, caléndula, diente de león, genciana, lavanda, manzana, mapurite, ojo de gallina, orozuz, ortiga, papaya, perejil, sábila, sauco, tila, toronjil, zapote blanco.

Vitiligo: calaguala, gingko biloba, hierba de san Juan, pasiflora, raíz angélica, ruda, toronjil, valeriana.

Padecimientos del gusto

Disgeusia (mal sabor de boca): albahaca, limón, menta, perejil.

Hipogeusia (reducción de la capacidad gustativa): albahaca, hinojo, laurel, limón, menta, naranja, orégano, tomillo.

Padecimientos del olfato

Hiposmia (reducción del olfato): clavo, limón, rosa.

CAPÍTULO 12

El portal:

la herbolaria como aliada de la última danza

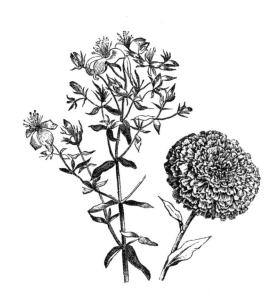

Hasta este capítulo hemos conocido personajes cuyo bienestar ha mejorado gracias a la herbolaria y al trabajo con sus emociones. En este te voy a contar una última historia, la de Lucía, una mujer que aprendió a conquistar su vida como una guerrera.

Sus hijos me llamaron porque su madre llevaba dos semanas en cama sin moverse ni probar alimento. Tras todo tipo de análisis, los médicos descartaron cualquier enfermedad y diagnosticaron que su postración se debía a una depresión profunda. Pero Lucía no estaba triste.

Nos conocíamos desde hacía varios años. Su profesión de médico no le impedía interesarse por otros métodos de sanación que aplicaba para sí misma y sus pacientes, quienes la apreciaban por ser una profesional abierta a todas las posibilidades.

En cuanto entré en la habitación, Lucía abrió los ojos. Su expresión de profundo cansancio me hizo suponer que quizá estaba llegando al cierre de su ciclo. Y ella lo sabía.

—Creo que se acerca el momento —me dijo mientras me sentaba junto a ella.

—¿Cómo lo sabes? —le pregunté sólo para cerciorarme.

—Mi cuerpo está cansado, esta máquina se ha deteriorado con los años y se niega a caminar. Además, mi madre está sentada en ese sillón desde hace varias semanas —dijo señalando al mueble vacío frente a su cama.

—¿Y qué te dice? —pregunté, ahora con curiosidad.

—Nada, me observa como cuando era niña. —Lucía sonrió con nostalgia—. Pero eso no es todo, desde hace unos días el espectro de mi marido deambula por la casa. Entra y sale del cuarto, lo escucho caminar por el pasillo y bajar las escaleras. Viene por mí.

—Viene... —repetí como un eco—. ¿Has hablado de esto con tus hijos?

—No me atrevo. ¿Cómo explicarles lo que no pueden ver? Ayúdame a hacerlo. ¿Puedes hablar con ellos?

—Cuenta conmigo.

—Otra cosa. ¿Hay algún té que me acompañe a cerrar mi ciclo?

Observé las flores de cempasúchil que estaban en el jarrón. Las fechas para evocar a los difuntos se avecinaba. Yo misma había empezado a poner los elementos: veladoras, calaveras de chocolate, tequila, espejo, sal, fruta, incienso y la foto de mi madre, a quien dedicaba el altar.

—Hay una flor que abre el camino del umbral con sus pétalos naranjas y su perfume: el cempasúchil.

En los últimos días de octubre y los primeros de noviembre las calles de México huelen a pan de muerto y se pintan de naranja con los pétalos de cempasúchil, la flor de la trascendencia, para guiar a los difuntos hacia el altar de la casa que los honra.

El nombre de esta flor procede de la palabra náhuatl *cempohulxóchitl*, que significa veinte flores. Actualmente es utilizada de manera ornamental, pero es rica en sus propiedades medicinales y apreciada por sus cualidades espirituales.

Nuestros antepasados veían en las flores de cempasúchil el final de un ciclo y el inicio del siguiente como se admira al sol del atardecer; pero cuando es el último de una encarnación, la flor es símbolo de vida en otra dimensión. Por ello elegí la infusión de cempasúchil como acompañante del alma de Lucía en su camino de regreso al lugar que la vio partir desde hacía noventa y tres años.

INFUSIÓN PARA
LA TRASCENDENCIA

Ingredientes:
* Pétalos de cempasúchil

Preparación:
Agrega los pétalos de cempasúchil al fondo de una taza. Agrega agua hirviendo. Tapa y deja reposar 10 minutos. Toma caliente antes de cada comida.

Así, el paso a otra dimensión, que puede provocar angustia, irritabilidad, miedo o recuerdos dolorosos, estaría sostenido por la serenidad que da el cempasúchil.

El siguiente paso, nada fácil, consistía en hablar con la familia. ¿Cómo decir que la persona a quien se ama ha llegado al final de su vida? El tema de la muerte suele evadirse o se comunica tan rápido que resulta imposible de asimilar.

Sabía que sería doloroso, pero era importante hacerlo, de otra manera se corría el riesgo de alargar la agonía innecesariamente.

—¿Y si dejarla en cama es un acto de cobardía? —cuestionó uno de sus hijos.

—Hay que luchar hasta el fin —dijo el otro.

—¿Y si llevarla a un hospital es un acto de egoísmo? —pregunté a los dos—. Su madre me pidió que hablara con ustedes.

—Pero nosotros no estamos listos para despedirla.

—Nunca estamos listos —les dije—, despedir al ser que amamos es una de las tareas más dolorosas. Pero es un acto de generosidad. Es tan importante como el momento de nacer, para el que sí estamos preparados.

—Es curioso —reflexionó el menor—, me acabo de dar cuenta de que, como hijos, no presenciamos el nacimiento de nuestros padres. Lo único que tenemos es su muerte. ¿Por eso es tan difícil?

—Es natural apegarnos a las personas que amamos. Cuando tenemos que soltarlas surgen el miedo y la tristeza. Sin embargo, dejar ir también es una expresión del amor. Y esta vida se trata, entre otras cosas, de aprender a soltar.

Los hijos de Lucía finalmente entendieron que, en lugar de desgastarse en encontrar, infructuosamente, los medios para alargar la vida de su madre, debían aprovechar su última etapa para despedirse de ella, resolver cualquier asunto pendiente, besarla, abrazarla y decirle cuánto la amaban. Era el momento de demostrar su gratitud a esta mujer que, a pesar de los errores que hubiera cometido, les había dado lo mejor de sí misma. Aprendieron que acompañar a un ser humano en su proceso de morir es un acto de generosidad.

Para que el proceso de sus dos hijos fuera más suave, sugerí una flor que también es de pétalos amarillos: la hierba de san Juan o hipérico (*Hypericum perforatum*). Un arbusto nativo de Europa que lleva su nombre debido a que florece en las festividades de san Juan Bautista. En la Antigüedad se utilizaba para aliviar trastornos emocionales y mentales. Actualmente se ha descubierto su eficacia para tratar padecimientos tales como alzhéimer, insomnio, indigestión, depresión crónica, tristeza y ansiedad, gracias a la hiperforina, el ingrediente activo que incide en las neuronas nerviosas y los neurotransmisores.

INFUSIÓN PARA LA TRISTEZA

Ingredientes:
* Pétalos de hierba de san Juan

Preparación:

Agrega los pétalos de hierba de san Juan al fondo de una taza. Vierte agua hirviendo. Tapa y deja reposar 10 minutos. Toma caliente antes de cada comida.

En caso de que no tengas flores frescas, se puede consumir en extracto: 10 gotas sobre la lengua, antes de cada comida; o en cápsulas: 1 cápsula cada 8 horas.

Lucía tenía una inquietud: saber el momento de su muerte y acudir puntualmente a la cita más importante de su vida. Una noche soñó con un libro enorme que se cerraba en la última página. Cuando despertó miró el calendario: trece de octubre. Faltaban trece días para que el círculo lunar del conejo encaramado iluminara el cielo nocturno. La sincronía del tiempo era perfecta para ordenar sus cosas. Como si empacara para un viaje eligió el vestido de manta blanca que le hicieron las tejedoras de una comunidad de Oaxaca. Volaría ligera y sin zapatos.

Una semana antes de la luna llena Lucía escuchó el sonido de unos tambores. A partir de ese momento su cuerpo no quiso moverse más. Las funciones corporales empezaron a disminuir para soltar las amarras del alma. Su difunto marido se sentó al borde de la cama, acarició su rostro con una mano suave que sólo ella podía recibir. No se iría sola.

Lucía pasó tres días confundiendo a los espíritus con las personas. Hablaba con su esposo y su madre con la misma naturalidad con la que se comunicaba con sus hijos, quienes, preocupados, pensaron que la falta de alimento la estaba volviendo loca. Pero Lucía estaba más cuerda que nunca. La habitación era una romería de presencias que pasaban descaradamente a través de las paredes, y de familiares y amigos que, pañuelo en mano, se despedían de ella.

Lucía necesitaba un momento de intimidad para desprenderse, pero no la dejaban ni un segundo. Eran las diez de la mañana del veintiséis de octubre cuando los familiares la dejaron sola por unos minutos. Ellos también necesitaban separarse un poco de su madre. Los espíritus que estaban en la habitación rodearon la cama de Lucía. Su difunto marido se acercó, le besó la frente, la tomó de la mano y le dijo:

—Vámonos, cariño, aquí ya no hay nada que hacer.

El sonido de los tambores se hizo más claro, como si un grupo de danzantes estuviera junto a ella. Fue entonces cuando vio a Xiuhtecuhtli suspendido en el espacio, quien bailaba la danza del tiempo. Giró las dos vueltas y media de la espiral, y tomó un instante del presente para entrar en el espacio atemporal.

En el lapso que pareció un suspiro, apareció Tezcatlipoca, la presencia que custodia los registros de una vida para mostrar las imágenes en un espejo de obsidiana. Lucía comprendió que el alma, en estado de gracia, se desliza en el cuerpo para realizar sus anhelos creados sobre una tela en blanco. Y esta mujer, que había vivido intensamente, contempló las escenas más importantes de su existencia: su propia concepción y nacimiento, los primeros pasos, sus estudios, el enlace matrimonial, el nacimiento de sus hijos y de sus nietos, la muerte de sus abuelos, la de sus padres y la de su marido. Hilos de alegría y dolor se tejían en el telar que expresaba su fuerza. Lucía se conmovió ante la gratitud: la trama era perfecta y estaba completa.

Al final de la danza, Xiuhtecuhtli le mostró un libro abierto que cerró entregándoselo. El código de Lucía estaba grabado en la pasta.

En ese instante Lucía sintió el vuelo de su alma convertida en pájaro con la última exhalación. Observó su cuerpo inerte, con esa paz traslúcida reflejada en el rostro cuando se va el espíritu. Vio a sus hijos junto a su lecho y quiso abrazarlos como cuando eran pequeños. Miró la caja en la que colocaban su cadáver y escuchó las plegarias que la acompañaban en el viaje al más allá.

Vestida como una guerrera, caminó en dirección al sol. Los guardianes de los siete rumbos tocaron para ella sus caracoles y abrieron el portal de las siete direcciones. Al ritmo de los tambores, Lucía bailó la danza de su vida.

El cuerpo físico en relación con el campo emocional o cuerpo sutil

El sistema de las emociones no es un grupo de órganos, sino lo que está detrás de ellos, el origen de muchas enfermedades que la ciencia médica empieza a considerar. Sin embargo, este libro los toma en cuenta, como lo hacían nuestros ancestros, porque la experiencia me ha mostrado que ser conscientes del estado emocional genera bienestar.

Como ser humano, además de cuerpo tienes alma y espíritu. Esto es así porque no son sinónimos. Alma viene del latín *anima* y éste a su vez del griego ἄνεμος, "soplo o aliento vital"; espíritu, por su parte, proviene del latín *spiritus*, principio generador.

Se dice que el espíritu pide un alma y un cuerpo para llegar a esta dimensión. El espíritu, inmortal e inalterable, envía una parte de sí mismo a través del soplo que se transforma en alma una vez que el cuerpo está listo para recibirla. Esto sucede cuando se forma el corazón en el vientre materno. El alma no viene sola, la acompañan cinco emisarios que alimentan su experiencia a lo largo de la vida: el del oído, del olfato, de la vista, del gusto y del tacto.

Tienes un cuerpo, en calidad de préstamo, diseñado con tecnología jamás igualada, y un alma dispuesta a crecer, aprender y ser rica en experiencias para cumplir con su misión y evolucionar a niveles superiores de conciencia.

La vida no es lineal, sino una aventura con subidas y bajadas como la rueda de la fortuna, con una serie de vivencias que te harán pasar de la alegría al dolor, del enojo a la comprensión, del ruido al silencio. Aunque la existencia sea un caleidoscopio algo en ti sabe que necesitas llegar a la esencia del alma para sanar y conquistar ese lugar que se parece al final de los cuentos de hadas: la paz.

El reto consiste en no perder la confianza y que te conviertas en tu propio maestro. Te sostienen dos pilares: la energía de la tierra y la conciencia. La energía de la tierra expresa su generosidad con la creación de flores, plantas y árboles medicinales. La conciencia, por su parte, está basada en la certeza de saber que tu propio cuerpo tiene la capacidad de responder, de manera natural, a su autocuración.

Los ancestros dicen que el arte de la medicina se basa tanto en el poder curativo de la naturaleza como en la facultad que tiene el cuerpo de sanarse a sí mismo. Para lograrlo tienes un aliado que camina contigo y junto a ti: Tezcatlipoca, el espejo de la conciencia. Lejos de ser un dios maligno, como creían los conquistadores españoles, Tezcatlipoca es el espejo de obsidiana que te muestra, a través del humo que se refleja en su negra superficie, el otro lado de la sombra, la imagen de lo que necesitas trascender.

Ahora bien, algunas personas no cuidan su vida porque dicen que de "algo" se tienen que morir. Evidentemente, no se trata de que te cuides para que asegures un pasaporte a la vida eterna. El manual de herbolaria no funciona como el retrato de Dorian Grey. Se trata de que honres tu vida y te despidas con gratitud y dignidad cuando llegue tu momento. La evolución es del alma. La trascendencia es tuya.

Cuando el cuerpo muere, el alma sale junto con los mensajeros de los sentidos y permanecen en el ambiente para ser testigos de la manera en que cierra el ciclo de su encarnación. El alma percibe la despedida de su cuerpo desde la frontera que separa los dos mundos, el espacio intermedio entre lo físico y lo espiritual. Con los sentidos aún activos se despide de cuanto amó. Y después de haber recorrido dos vueltas y media durante su existencia, el alma da media vuelta más, la última, para emprender el vuelo sin retorno.

Enfermedades y padecimientos que se manifiestan en el cuerpo físico, generados por el cuerpo sutil o campo de las emociones: alimentos, bulbos, cortezas, flores, hojas y raíces para tratarlos

Alcoholismo: cardo mariano, chaya, chile, flor de azahar, hierba de san Juan, pasiflora, raíz de gato, valeriana.

Alergias: equinácea, ginkgo biloba, ginseng, gordolobo, guanábana, mapurite, ojo de gallina, orozuz (regaliz), tomillo.

Anorexia: anís, berros, cacao, canela, clavo, diente de león, enebro, hierba de san Juan, tila, valeriana.

Ansiedad: azahar, guanábana, hierba de san Juan, manzanilla, milenrama, tila, toronjil, valeriana.

Bulimia: hierba de san Juan, menta, tila, toronjil, valeriana.

Colitis: aguacate (fruto y hojas), anís, árnica, bardana, boca de dragón, cempasúchil, cuachalalate, hierbabuena, lavanda, manzanilla, matlali santa María, milenrama, tabaco (hojas), té limón, verbena.

Depresión: aguacate, árnica, azahar, cacao, café, flor de manita, gingko biloba, ginseng, guanábana, hierba de san Juan, jengibre, limón, manzanilla, melón, menta, milenrama, pasiflora, salvia, té verde, toronjil, valeriana.

Estrés: aguacate (fruto y hojas), azahar, borraja, flor de manita, ginseng, hierba de san Juan, manzanilla, pasiflora, té limón, tila, toronjil, valeriana.

Histerismo: ajo, azahar, hierba de san Juan, pasiflora, ruda, toronjil.

Inquietud: anís, azahar, pasiflora, tila, toronjil, valeriana.

Miedo a la muerte: cempasúchil, hierba de san Juan.

Miedo nocturno: cempasúchil, hierba de san Juan, pasiflora, tila, valeriana.

Migraña: azahar, jengibre, matlali santa María, milenrama, pasiflora, sauce, sosa, té verde, valeriana.

Neurosis: hierba de san Juan, magnolia, pasiflora, ruda, tila, valeriana.

Obesidad: albahaca, berro, espárrago, hierbabuena, hoja sen, lechuga, romero, toronjil.

Retención de líquidos: berro, cocolmeca (con todo y su raíz), cola de caballo, marrubio, melón, pera, perejil, piña, té verde, tlanchalagua, tumbavaquero.

Psoriasis: aguacate (fruto y hojas), apio, avena, caléndula, diente de león, genciana, lavanda, manzana, mapurite, ojo de gallina, orozuz, ortiga, papaya, perejil, sauco, tila, toronjil, zapote blanco.

Sustos: aguacate, albahaca, árnica, azahar, cempasúchil, hierba de san Juan, tabaco (hojas), toronjil blanco, rojo y azul, yoloxóchitl.

Vitiligo: calaguala, gingko biloba, hierba de san Juan, pasiflora, raíz angélica, ruda, toronjil, valeriana.

ANEXO I

Diferentes formas de preparar y elaborar tratamientos herbolarios

Tratamiento de plantas secas

El proceso de secar las plantas medicinales es fácil y muy recomendable, ya que puedes tener hierbas en almacén para todo el año, libres de hongos y bacterias.

Procedimiento: extiende la planta en un lienzo de algodón o cuélgala, amarrada en manojo, boca abajo. Cuida que estén en un lugar seco. Las flores necesitan secarse en un lugar oscuro y lo hacen rápidamente. Las cortezas y raíces pueden secarse a la luz del sol y tardan un poco más de tiempo.

Una vez secas, te sugiero no mezclarlas. Pícalas finamente y guárdalas en un frasco de vidrio con una etiqueta que diga el nombre de la planta y la fecha.

Terapéutica de la microdosis y preparación de extractos

¿Qué es la microdosis?

La microdosis es una forma de tratamiento basada en plantas medicinales, disueltas en una sustancia hidroalcohólica. Los extractos, aplicados en microdosis, tienen varias ventajas en el tratamiento terapéutico: la materia prima es la planta medicinal, es fácil de preparar, se evita la intoxicación por medicación y no tiene efectos secundarios.

¿Cómo funcionan los extractos en microdosis?

En el capítulo sobre los sentidos vimos que el sentido del gusto se encarga de recibir información de los estímulos que recibe la lengua a través de las células que hay en las papilas gustativas, para enviarla al cerebro. De la misma manera, al aplicar el extracto medicinal en la lengua, ella se encarga de mandar la terapia de curación al hipotálamo, a la corteza cerebral, y desde ahí a las terminaciones nerviosas del resto del organismo.

¿Cómo se realizan los extractos?

1) Elige la planta medicinal que quieras preparar. Los tubérculos (camote o batata), bulbos (ajo) y raíces (jengibre) se pelan y se pican finamente. Las flores, hojas, tallos y cortezas de árbol se desinfectan (en caso necesario) y se parten en trozos pequeños.

2) En todos los casos, coloca la planta seleccionada dentro de una botella de vidrio oscuro, o forrado de cartón, hasta llenar el frasco. Se agrega una parte de alcohol de caña por dos partes de agua potable. También puedes utilizar aguardiente de caña o de uva, brandy, ron o tequila.

3) Tápala herméticamente.

4) Agítala varias veces, para que las plantas absorban la solución. Generalmente, después de la agitación, baja el nivel de alcohol, por lo que es necesario que agregues un poco más hasta cubrir la botella.

5) Pon una etiqueta con el nombre de la planta medicinal y la fecha de elaboración. En caso de que los extractos estén realizados

por un equipo, se puede agregar el nombre de la persona que lo elaboró.

6) Guarda el frasco en un sitio fresco, seco y oscuro. Agítalo una vez por semana. La botella necesita permanecer en la oscuridad por lo menos 30 días. Entre más tiempo tenga en resguardo, mayor será el grado de concentración.

7) Después de cumplir por lo menos un mes, la botella se destapa y se cuela para separar el líquido de la planta.

8) La tintura se guarda en un frasco oscuro. Bien tapada y en un lugar seco, puede durar varios años.

9) Vierte un poco de la tintura en un gotero para iniciar tu tratamiento de microdosis.

Dosis

La terapia en microdosis puede ser utilizada a nivel físico o emocional:

- En afecciones agudas o emocionales: dos gotas de la tintura sobre la lengua, cuatro veces al día.
- En afecciones locales, como amigdalitis: cinco gotas de extracto en un poco de agua, para hacer gargarismos, antes de tragarse la solución.
- En caso de afecciones crónicas: 15 gotas de tintura a un vaso con agua. Agítalo y bébelo en ayunas y antes de cada comida.

Instrucciones para la elaboración de tés y tisanas

En el arte curativo de la herbolaria está permitido que combines más de una planta, sin que esto quiera decir que el uso de una sola sea insuficiente. Pero la combinación fortalece la acción de las demás y puedes mezclar por lo menos tres plantas distintas.

La herbolaria comprende el uso de flores, hojas, tallos, cortezas y raíces. Cada una requiere una preparación especial:

Las flores se preparan por infusión. Es decir, colocas la flor (o flores) de tu elección al fondo de un recipiente. Hierves el agua y la agregas, lo tapas cinco minutos. Cuelas y está listo para beber. También puedes utilizar una red pequeña especial para infusiones.

Las hojas y los tallos necesitan hervir de tres a cinco minutos, a fuego suave; tapar y dejar reposar 15 minutos. También se pueden dejar reposar toda la noche sin hervor, a manera de infusión.

Las cortezas necesitan hervirse de 10 a 15 minutos, tapar y reposar durante 15 minutos más. O bien, dejarlas reposar en agua bien caliente, a manera de infusión, durante la noche.

Las raíces requieren hervirse más tiempo: de 15 a 20 minutos, a fuego suave; tapar y reposar 15 minutos más. De igual manera, funciona si las dejas en reposo durante la noche o más de 6 horas. En este caso, como en los anteriores, no se hierven.

Si la planta se hierve es importante que se cuele después de 20 minutos para que no se vuelva tóxica.

Se recomienda combinar flores, hojas, tallos, cortezas y raíces, ya que la herbolaria incrementa su acción curativa gracias a la sinergia que se crea entre ellas. En este caso, empieza por hervir la raíz de tu elección, 5 minutos después, agrega la corteza; apaga el fuego y añade inmediatamente después las hojas y las flores.

Deja reposar durante 10 minutos, cuela y bebe durante el día. Es importante que no añadas ningún tipo de azúcar.

En un tratamiento herbolario es indispensable que los alimentos (granos, semillas, frutas y verduras) sean orgánicos. También es importante que la preparación de tus remedios sea en olla de acero inoxidable, peltre o porcelana. Los utensilios de aluminio y el horno de microondas no están sugeridos.

ANEXO II

Herbolaria para
la vida cotidiana

CUADRO 1
Recuperación de la salud y el bienestar

Nota:

Infusión o tisana: flores que no hierven, sólo es por reposo de 15 minutos.

Té: plantas, cortezas y raíces que hierven durante 10 minutos, y reposan por 20 minutos.

Extracto: alcoholatura para tratamiento en microdosis.

	Infusión o tisana, té, extracto	Tópico	Alimento
Ácido úrico	ajo, alcachofa, boldo, borraja, cáscara sagrada, enebro, hinojo, ortiga, pelo de elote, sauco		ajo, alcachofa, col, frutos rojos (fresas, frambuesas, moras), lechuga, limón, manzana, naranja, pepino, piña, uva, zanahoria
Acné	avena, chicalote, cola de caballo, enebro, estafiate, gobernadora, guayaba (hojas), malva, ortiga, perejil, romero, salvia, tomillo	**aceite:** caléndula, lavanda, romero **cataplasma:** manzanilla, romero mascarilla: avena, fresa, manzana, melón, papaya, sandía	apio, avena, fresa, lechuga, manzana, pepino, pera, perejil

	Infusión o tisana, té, extracto	Tópico	Alimento
Activar el apetito	alcachofa, anís, genciana, jengibre, laurel, pimienta blanca		alcachofa
Adicción sexual	nenúfar blanco, sauce		
Afonía	borraja, caléndula, gordolobo, malva, menta, pulmonaria	**enjuague bucal:** café, limón	
Afrodisiaco	aguacate, axiote, canela, ginseng, jengibre, perejil, rosa silvestre	**aceite:** canela, rosa	
Aftas bucales	caléndula, cocolmeca, propóleo, salvia, sangre de drago, vara de oro (solidago)	**enjuague bucal:** caléndula, sangre de drago	
Alcoholismo	cardo mariano, flor de azahar, hierba de san Juan, pasiflora, raíz de gato, valeriana		chaya
Aldosterismo	calaguala, hierba de san Juan, palo azul, pasiflora, perejil, valeriana		perejil
Alergias	ajo, equinácea, ginkgo biloba, ginseng, gordolobo, guanábana, mapurite, ojo de gallina, orozuz (regaliz), tomillo		guanábana
Algodoncillo	cempasúchil, cundeamor, diente de león, gordolobo, jengibre, llantén, malva, mapurite, mercadela, sangre de drago, tomillo, orozuz	**enjuague bucal:** sangre de drago	

198

	Infusión o tisana, té, extracto	Tópico	Alimento
Alzhéimer	aguacate, gingko biloba, ginseng, vainilla		aguacate
Amenorrea	anís, canela, hierba de san Juan, hinojo, nochebuena, ruda, salvia		
Amibas	aguacate, ajenjo, ajo, chaparro amargo, epazote de zorrillo, guanábana, guayaba (hojas), jacaranda, raíz de cúrcuma, raíz de granada, santa Martha, tomillo		aguacate, ajo, guanábana
Amigdalitis	arándano, artemisa, belladona, buganvilia, canela, cuachalalate, equinácea, gordolobo, jengibre, mercadela, nochebuena, pulmonaria, ruda, tomillo		café
Ampollas		**aceite:** árnica, caléndula, hamamelis, malva **cataplasma:** ajo, árnica, manzanilla **pomada:** árnica, caléndula	
Analgésica	ajo, cempasúchil, cólquico, equinácea, higuera		
Anemia	alcachofa, genciana, gobernadora, muitle, nogal, romero, té verde, tronadora		aguacate, alfalfa, alga espirulina, chícharo (guisante), espinaca, manzana, verdolaga
Anestésicas	clavo, jengibre, manzanilla, mapurite, matlali santa María	**pomada:** clavo, jengibre	

	Infusión o tisana, té, extracto	Tópico	Alimento
Angina de pecho	ginkgo biloba, jengibre, magnolia, té verde, uña de gato peruana		ajo, cacao, cebolla, chícharo (guisante), limón, melón
Anorexia	anís, canela, clavo, diente de león, enebro, hierba de san Juan, tila, valeriana		berros, cacao, diente de león
Ansiedad	azahar, hierba de san Juan, manzanilla, milenrama, tila, valeriana		guanábana
Antibióticos naturales	abeto blanco, cempasúchil, drosera, equinácea, eucalipto, gordolobo, jengibre, lampazo mayor, manzanilla, menta, mercadela, milenrama, romero, tila, tomillo	**aceite y pomada:** eucalipto, manzanilla, menta, romero, tomillo	ajo, cebolla, guanábana
Antioxidantes	aguacate, ajo, albahaca, borraja, diente de león, rosa silvestre (escaramujo), té verde		aguacate, ajo, alcaparra, apio, berenjena, brócoli, café, cebolla, cilantro, espárrago, espinaca, fresa, higo, jitomate, lechuga, limón, mora, naranja, papa, pimiento, verdolaga, zanahoria
Antipiréticas (bajar fiebre)	axiote, borraja, ciprés, girasol, haya, hierba de san Nicolás, jengibre, lúpulo, mapurite, matlali santa María, milenrama, olivo, raíz de contrayerba, ricino, riñonina, sosa, té limón, tomillo, yoloxóchitl, zapote blanco		manzana

Infusión o tisana, té, extracto	Tópico	Alimento
Antiséptica	abeto blanco, ciprés, enebro, eucalipto, genciana, haya, laurel, lavanda, pino albar, salvia	**baños:** abeto blanco, ciprés, enebro, eucalipto, genciana, haya, laurel, lavanda, pino albar, salvia	rábano
Antiséptico bucal	clavo, encino rojo, palo brasil, salvia, sangre de drago	**enjuague bucal:** clavo, encino rojo, palo brasil, salvia, sangre de drago	
Antitérmica	castaño de indias	**cataplasma:** tabaco	cebolla
Aperitivo	anís, boldo, capuchina, cáscara sagrada, cempasúchil, genciana, laurel, ruibarbo, té limón		
Apetito (pérdida)	anís, boldo, capuchina, cáscara sagrada, cempasúchil, genciana, jengibre, orégano, pimienta blanca, ruibarbo, té limón		alcachofa
Aromatizante	azahar, canela, lavanda, vainilla	**aceite:** azahar, canela, lavanda, vainilla	
Arritmia	ginkgo biloba, magnolia, olivo, toronjil, valeriana, yoloxóchitl		aguacate, chícharo (guisante)
Arteroesclerosis	ajo, barbasco, boldo, gingko biloba, ginseng, jengibre, mapurite, olivo, ortiga, romero, sauce, zapote (hojas)	**cataplasma:** cannabis, tabaco	aguacate, ajo, alcachofa, chícharo (guisante), col, espinaca, lechuga, manzana

	Infusión o tisana, té, extracto	Tópico	Alimento
Artritis	ajo, barbasco, boldo, borraja, cardo santo, cúrcuma, gingko biloba, ginseng, jengibre, manzana, mapurite, ortiga, romero, sauce	**cataplasma:** cannabis, tabaco	aguacate, ajo, alcachofa, chícharo (guisante), col, espinaca, lechuga, manzana
Artritis reumatoide	ajenjo, ajo, barbasco, boldo, borraja, cardo santo, cúrcuma, gingko biloba, ginseng, jengibre, manzana, mapurite, ortiga, romero, sauce, tila		ajo
Artrosis	ajo, harpagofito, barbasco, boldo, cardo santo, cúrcuma, gingko biloba, ginseng, jengibre, mapurite, olivo, ortiga, romero	**cataplasma:** cannabis, tabaco	aguacate, lechuga, manzana
Asma	anís, aretillo (lobelia), axiote, buganvilia, cempasúchil, gingko biloba, gordolobo, llantén, marrubio, orégano, pino, raíz de orozuz, riñonina, salvia	**cataplasma:** floripondio	aguacate, ajo, manzana, orégano, papaya, plátano
Astringente	abeto blanco, avellano, axiote, castaño de indias, cempasúchil, ciprés, consuelda menor, helecho real, limonero, manzanilla, rosa silvestre, salsifí, sangre de drago, té verde, tormentilla, vid		aguacate, arándano, fresa, frutas rojas, limón, manzana, melón, mora, níspero

	Infusión o tisana, té, extracto	Tópico	Alimento
Bálsamico	abeto blanco, árnica, ciprés, enebro, eucalipto, hierbabuena, laurel, lavanda, manzanilla, menta, ocote, pino, pino albar, toronjil	**baños:** abeto blanco, árnica, ciprés, enebro, eucalipto, hierbabuena, laurel, lavanda, manzanilla, menta, ocote, pino, pino albar, toronjil **cataplasma:** abeto blanco, árnica, ciprés, enebro, eucalipto, hierbabuena, laurel, lavanda, manzanilla, menta, ocote, pino, pino albar, toronjil	
Bazo	culantrillo, matlali santa María, orozuz		
Bilis	boldo, cardo mariano, cempasúchil, epazote de zorrillo, estafiate, diente de león, gobernadora, llantén, magnolia, matlali santa María, marrubio, olivo, pimienta blanca, santa Martha, tianguispepetla, tomillo, verbena		aguacate, alcachofa, cilantro
Bronquitis aguda	abeto blanco, ajo, anacahuite, anís, aretillo (lobelia), borraja, buganvilia, castaño, cuatecomate, culantrillo, doradilla, equinácea, eucalipto, gordolobo, guayaba, jengibre, marrubio, ocote, orozuz, peonía, pino, pulmonaria, tomillo	**cataplasma:** floripondio	aguacate, ajo, berro, col, guayaba, limón, manzana, naranja, papaya

Infusión o tisana, té, extracto	Tópico	Alimento
Bronquitis crónica abeto blanco, ajo, anacahuite, borraja, cuatecomate, gordolobo, jengibre, orozuz, pino, pulmonaria, tomillo	**cataplasma:** floripondio	ajo
Bulimia hierba de san Juan, menta, tila, toronjil, valeriana		
Cabello (crecimiento, caída y embelleci- miento) encino rojo, espinosilla, guayaba (hojas), hamamelis, jojoba, laurel, marrubio, ortiga, romero, sábila, sangre de drago, verbena caída: aguacate, ginkgo biloba, guayaba (fruto y hojas), papa, sábila calvicie: aguacate, berro, lampazo mayor, olmo, ricino caspa: axiote, menta, papa, tomillo tinte negro: hojas de higos negros, nogal tinte rubio: cenizas de ramas de haya	**caída:** aguacate, ginkgo biloba, guayaba (fruto y hojas), papa, sábila **calvicie:** aguacate, berro, lampazo mayor, olmo, ricino **caspa:** axiote, menta, papa, tomillo **enjuague de cabello:** encino rojo, espinosilla, guayaba (hojas), hamamelis, jojoba, laurel, marrubio, ortiga, romero, sábila, sangre de drago, verbena **tinte negro:** hojas de higos negros, nogal **tinte rubio:** cenizas de ramas de haya	aguacate, almendras, berro, chícharo (guisante)
Calambres cedrón, gingko biloba, ruda		jitomate, manzana, melón, plátano
Cálculos en vejiga calaguala, doradilla, gobernadora, hierba del sapo, llantén, perejil, rábano negro		

	Infusión o tisana, té, extracto	Tópico	Alimento
Cálculos en la vesícula biliar	alcachofa, boldo, diente de león, doradilla (siempreviva), gobernadora, hierba del sapo, llantén, olivo, rábano negro		alcachofa, berro, rábano negro
Cálculos renales	cabello de elote, calaguala, cola de caballo, diente de león, gobernadora, hinojo, llantén, palo azul, palo dulce, pan y quesillo, peonía, sábila, vara de oro (solidago)		berros, lechuga, melón, pera, perejil, rábano negro, sandía
Cáncer	ajo, aranto (aulaga), azafrán, barbasco, camote morado, cardo mariano, castaño de indias, cebolla morada, cempasúchil, ciprés, cundeamor, diente de león, equinácea, ginseng, guanábana, jitomate, llantén, mapurite, muérdago, ortiga, té verde, uña de gato peruana, zanahoria		aguacate, ajo, calabaza, camote morado, chícharo (guisante), espárrago, espinaca, frutas rojas, guanábana, jitomate, lechuga, limón, maíz morado, manzana, melón, mora, naranja, papa, pimiento, verdolaga, zanahoria
Cáncer de colon	camote morado, cempasúchil, cuitlacoche, diente de león, guanábana, maíz morado, orozuz, té verde		aguacate, camote morado, chícharo, guanábana, maíz morado
Cáncer de estómago	camote morado, cempasúchil, cuachalalate, cuitlacoche, diente de león, guanábana, mercadela, sábila, uña de gato peruana		calabaza, camote morado, guanábana, maíz

205

	Infusión o tisana, té, extracto	Tópico	Alimento
Cirrosis	alcachofa, boldo, cardo mariano, diente de león, equinácea, culantrillo, hinojo, palo azul, prodigiosa, salvia, té verde		alcachofa
Cistitis	boldo, gobernadora, hinojo, milenrama, palo azul, salvia, zarzaparrilla		lechuga, pera, perejil
Coagulante	sosa, té verde		
Cólera	genciana, vainilla		tamarindo
Colesterol	aguacate, ajo, albahaca, alcachofa, alfalfa, alhova (fenogreco), barbasco, berenjena, cuachalalate, ginseng, hierba del sapo, jengibre, lampazo mayor, llantén, mercadela, olivo, té limón, té verde, yumel		aguacate, ajo, alcachofa, alfalfa, avena, berenjena, cacahuate, chícharo (guisante), espinaca, lechuga, manzana, melón, naranjo
Cólico biliar	aguacate, ajenjo, boldo, cedrón, cempasúchil, estafiate, gobernadora, hierbabuena, magnolia, manzanilla		aguacate, cilantro
Cólico estomacal	aguacate, albahaca, anís, árnica, artemisa, cempasúchil, epazote zorrillo, gobernadora, hierbabuena, manzanilla, laurel, orozuz, té limón, tronadora	**cataplasma:** manzanilla, tabaco	aguacate, cilantro, hierbabuena, papaya, verdolaga

206

	Infusión o tisana, té, extracto	Tópico	Alimento
Cólico menstrual	aguacate, árnica, artemisa, boca de dragón, canela, cempasúchil, gobernadora, hierbabuena, manzanilla, matlali santa María, orégano, té limón, verbena	**cataplasma:** manzanilla, tabaco	aguacate
Colitis	aguacate, anís, árnica, bardana, boca de dragón, cempasúchil, cuachalalate, hierbabuena, laurel, lavanda, manzanilla, matlali santa María, milenrama, té limón, verbena	**cataplasma:** manzanilla, tabaco	aguacate, hierbabuena
Concentración mental	gingko biloba, ginseng, menta, ruda, té verde, vainilla		
Condilomas		**aceite y pomada:** barbasco, nochebuena, tuya **cataplasma:** barbasco, nochebuena, tuya	
Conjuntivitis		**cataplasma y lavado de ojos:** eufrasia, llantén, matlali santa María, mercadela, ruda	
Convulsiones	azahar, drosera, naranjo (hojas), valeriana, zapote blanco		
Corazón (ritmo cardiaco)	ajo, anona, espino blanco, flor de plátano, flor de tejocote, magnolia, marrubio, toronjil blanco y rojo, yoloxóchitl		ajo, espárrago, melón, perejil, plátano

	Infusión o tisana, té, extracto	Tópico	Alimento
Covid-19	equinácea, eucalipto, gordolobo, llantén, matlali santa María, mercadela, ocote, orozuz, pino		aguacate (fruto y hojas), frutas rojas, jengibre, limón, naranja, piña, tomillo, uva
Cutis	caléndula, manzanilla, romero, rosa silvestre, ruda	**aceite:** aguacate **mascarilla:** aguacate, algarrobo, azafrán, barbasco, caléndula (maravilla), fresa, genciana (desmancha), hamamelis, manzanilla, melón, mercadela, pan y quesillo, romero, rosa silvestre, ruda, sandía	aguacate, apio, avena, azafrán, calabaza, cebolla, chícharo (guisante), fresa, manzana, melón, papaya, pepino (blanquea la piel), sandía
Depresión	aguacate, árnica, azahar, flor de manita, gingko biloba, ginseng, guanábana, hierba de san Juan, jengibre, limón, manzanilla, menta, milenrama, pasiflora, salvia, té verde, toronjil, valeriana		aguacate, cacao, café, guanábana, limón, melón
Depurativo	alcachofa, alcaparra, bardana, boldo, borraja, diente de león, dulcamara, llantén, nogal, ortiga menor, piña, salvia, sauco, violeta tricolor, zarzaparrilla		berros, cuitlacoche, diente de león, fresa, melón, pepino, piña, sandía, verdolaga
Depurativo sanguíneo	boldo, diente de león, hierba del sapo, llantén, piña, salsifí, salvia, sauco, té verde, zarzaparrilla		apio, fresa, perejil, piña

	Infusión o tisana, té, extracto	Tópico	Alimento
Descongestionante	castaño de indias, hamamelis		café
Desinflamante	arando, árnica, boca de dragón, cardosanto, cocolmeca, equinácea, gobernadora, hamamelis, hierbabuena, limonero, manzanilla, orégano, romero, verbena	**cataplasma:** cannabis, tabaco	hierbabuena, papa, papaya, pera
Desmineralización ósea	aguacate, apio, avellano, barbasco, cola de caballo, ortiga menor, paprika, perejil		aguacate, apio, arroz orgánico, berro, camote morado, cebolla, chícharo (guisante), col, maíz, manzana, perejil, piña, zanahoria
Diabetes	aguacate, alhova, artemisa, boldo, cempasúchil, chaya, cundeamor, ginseng, gobernadora, guarumbo, jengibre, llantén, marrubio, matarique, mora, olivo, ortiga, raíz de chicalote, sábila, sosa, tronadora, wereke, xoconostle		aguacate, berro, cacahuate, cilantro, fresa, mora, nopal, papaya, xoconostle
Diabetes insípida	gingko biloba, vainilla		almendra, nueces
Diabetes mellitus	alcachofa, arándano, cardo mariano, cola de caballo, eucalipto, mora, nogal, olivo, ortiga, salvia, zarzamora		alcachofa, arándano, berro, zarzamora

	Infusión o tisana, té, extracto	*Tópico*	*Alimento*
Diarrea	aguacate, algarrobo, arándano, avellano, axiote, caléndula (maravilla), capitaneja, cedrón, cempasúchil, epazote de zorrillo, guayaba, hierba del perro (escobilla), hierbabuena, llantén, magnolia, manzana, matlali santa María, orozuz, ruda, sábila, santa Martha, tapacola, té limón, tianguispepetla, tomillo, tormentilla, toronjil, verbena		arándano, arroz orgánico, coco, guayaba, hierbabuena, manzana, papa, papaya
Dientes (periodoncia-movilidad dental)	malvavisco, olivo, raíz de huizache, romero, sangre de drago	**enjuague bucal:** malvavisco, olivo, raíz de huizache, romero, sangre de drago	
Digestivo	aguacate, ajenjo, albahaca, alcachofa, alhova (fenogreco), anís, anisillo, artemisa, cempasúchil, cuitlacoche, diente de león, doradilla, enebro, genciana, hierbabuena, hinojo, laurel, manzana, manzanilla, matricaria, mejorana, naranjo amargo, olivo, paprika, perejil, pericón, pimienta blanca, pimiento, raíz angélica, raíz de cardo santo, raíz de genciana, raíz de peonia, raíz de tlacopatle, romero, salvia, té limón, tianguispepetla, tomillo, vainilla		aguacate, alcachofa, anís, café, calabaza, cuitlacoche, diente de león, enebro, hierbabuena, hinojo, laurel, manzana, mejorana, olivo, paprika, perejil, pericón, pimienta blanca, pimiento, romero, salvia, tomillo, vainilla

	Infusión o tisana, té, extracto	Tópico	Alimento
Disentería	axiote, buganvilia, epazote de zorrillo, garañona, granado, guayaba, manzanilla, matlali santa María, riñonina, santa Martha, tapacola		axiote, coco, granada, guayaba
Diurético	ajo, alcaparra, axiote, boldo, capuchina, cardo santo, cocolmeca, cola de caballo, doradilla, enebro, fresno, helecho real, hinojo, malva, mejorana, muérdago, nopal, olmo, ortiga menor, perejil, pino albar, piña, raíz de peonia, raíz de tejocote, rosa silvestre, sandía, sauco, té limón, té verde, tila, tuya, zarzaparrilla		ajo, alcaparra, avena, café, cebolla, enebro, espárrago, lechuga, maíz, mejorana, nopal, pera, perejil, piña, sandía, verdolaga, zanahoria
Dolor de cabeza	axiote, cempasúchil, estafiate, ginseng, hierbabuena, jengibre, matlali santa María, té limón, té verde		café (mezclado con jugo de limón), hierbabuena, jitomate
Dolor de dientes y muelas	árnica, clavo, cocolmeca, jengibre, lavanda, raíz de huizache, sangre de drago	enjuague bucal: árnica, clavo, cocolmeca, jengibre, lavanda, raíz de huizache, sangre de drago	
Dolores en general	árnica, artemisa, caléndula, cempasúchil, clavo, damiana, estafiate, hierbabuena, manzanilla, matlali santa María, milenrama, ruda	aceite, cataplasma y pomada: árnica, artemisa, caléndula, cempasúchil, clavo, estafiate, manzanilla, matlali santa María, ruda	cebolla, hierbabuena

	Infusión o tisana, té, extracto	*Tópico*	*Alimento*
Emolientes	almendro, algarrobo, axiote, azucena, hamamelis, higuera, lino, malva, malvavisco, nopal, olivo, pepino, violeta, violeta tricolor		arroz orgánico, higo, lechuga, maíz, nopal, olivo, pepino
Empacho	aguacate, axiote, capitaneja, hierba del perro	**cataplasma:** tabaco	aguacate, guayaba, hierbabuena
Energéticas	aguacate, ajo, árnica, azafrán, canela, cilantro, jengibre, lampazo mayor, menta, orozuz, paprika, té verde	**aceite:** canela, jengibre, menta	aguacate, ajo, azafrán, cacao, café, cilantro
Entuertos	aguacate, cempasúchil, damiana de california		
Epilepsia	axiote, cempasúchil, flor de manita, magnolia, mapurite, muérdago, ojo de gallina, ruda, tumbavaquero, valeriana, verbena	**aceite:** valeriana	
Esclerosis	aguacate, ajo, gingko biloba, manzana, olivo, té verde		aguacate, ajo, chícharo (guisante), col, lechuga, manzana, olivo
Esguinces o esguince óseo		**aceite, cataplasma y pomada:** ajenjo, árnica, cola de caballo, consuelda, malvavisco, matlali santa María, romero, ruda, sauce	

Infusión o tisana, té, extracto	Tópico	Alimento
Espasmos ajo, azafrán, belladona, cempasúchil, drosera, espasmos, gordolobo, hierbabuena, hinojo, lavanda, matricaria, mejorana, menta piperita, naranjo, naranjo amargo, pasiflora, peonía, toronjil		ajo, azafrán, hierbabuena
Esquizofrenia gingko biloba, ginseng, vainilla		
Estimulantes ajo, canela, clavo, gingko biloba, ginseng, jengibre, pimienta negra, rosa silvestre, vainilla	**aceite:** canela, jengibre, rosa, vainilla	ajo, cacao, café
Estreñimiento ciruelo, cuitlacoche, diente de león, guanábana, hierbabuena, hoja sen, sábila, verbena, violeta		café, cuitlacoche, chícharo (guisante), guanábana, hierbabuena, papaya
Estrés aguacate, azahar, borraja, flor de manita, ginseng, hierba de san Juan, manzanilla, pasiflora, té limón, tila, toronjil, valeriana		aguacate
Expectorante abeto blanco, árnica, ajo, árnica, axiote, azucena, capuchina, drosera, haya, hinojo, mejorana, níspero, pino albar, salsifí, violeta		ajo, berro, cebolla, níspero
Estrías	**aceite:** árnica, caléndula, cola de caballo, romero, ruda **pomada:** árnica, caléndula, cola de caballo	uva, zanahoria

213

	Infusión o tisana, té, extracto	Tópico	Alimento
Fertilidad femenina	aguacate, barbasco, boca de dragón, bretónica, canela, cempasúchil, cocolmeca, damiana, garañona, gingko biloba, gobernadora, hierbabuena, manzanilla, matlali santa María, orégano, poleo, raíz de cachanes, ruda, té limón, té verde, verbena, yoloxóchitl		aguacate, almendras, fresas y frutas rojas, nueces
Fibromialgia	aguacate, árnica, harpagofito, barbasco, borraja, cúrcuma, ginko biloba, manzana, mapurite, olivo, ortiga, té verde	**cataplasma:** cannabis, tabaco	aguacate, avena, chícharo (guisante), col, lechuga, manzana
Fibrosis quística	aranto, árnica, barbasco, cúrcuma, equinácea, ginseng, guanábana (hoja), jengibre, manzanilla, mapurite, té verde, uña de gato peruana		
Fiebre intestinal	borraja, cuachalalate, hierbabuena, manzanilla, tianguispepetla		
Flacidez	higo, higuera, manzana, romero	**aceite y cataplasma:** higo, manzana, melón, romero	avena, higo, manzana, melón
Forúnculos	gordolobo, jengibre, mercadela, tomillo	**cataplasma y pomada:** azucena, barbasco, cempasúchil, flor de nochebuena	coco

	Infusión o tisana, té, extracto	Tópico	Alimento
Gastritis	aguacate, anís, canela, cardamomo, laurel, manzanilla, menta, orégano, perejil, tila, tomillo, tronadora		aguacate, lechuga, papaya, perejil
Golpes	árnica	**pomada, aceite y cataplasma:** árnica, boca de dragón, caléndula (maravilla), perejil	cebolla, perejil
Gonorrea	ajo, axiote, equinácea, gordolobo, romero, tila, tomillo, uña de gato peruana	**baños y cataplasma:** ajo, axiote, equinácea, gordolobo, romero, tila, tomillo, uña de gato peruana	ajo, cebolla
Gota	ajo, borraja, cola de caballo, cólquico, enebro, manzana, ortiga, sosa	**aceite y pomada:** enebro ortiga	ajo, avena, manzana
Grietas		**cataplasma:** aloe, caléndula, gordolobo, lavanda, sábila, sangre de drago, tabaco, tormentilla **pomada:** aloe, caléndula, gordolobo, lavanda, sábila, sangre de drago, tormentilla	
Grietas mamarias		**pomada:** árnica, caléndula, hierba de san Juan	papaya
Halitosis	anís, menta, té verde	**enjuague bucal:** anís, menta	
Gripa	ajo, anís, borraja, canela, eucalipto, gordolobo, jengibre, manzanilla, mapurite, mercadela, lentejilla, orozuz, pino, sauco, tila, tomillo		ajo, cebolla

Infusión o tisana, té, extracto	Tópico	Alimento
Hematoma árnica, hamamelis	**aceite y pomada:** árnica, hamamelis **cataplasma:** árnica, hamamelis, tabaco	
Hemorragias bolsa del pastor, caléndula, hierba del pollo, llantén, milenrama, tormentilla		
Hemorragias (por desorden hormonal) algodón (corteza), bolsa del pastor, culantrillo, guayaba, hierba del pollo, llantén, mercadela, nochebuena, ortiga, pan y quesillo, tormentilla		guayaba
Hemorroides	**cataplasma:** alcaparra, berenjena, boca de drago, ciprés, gordolobo, hamamelis, llantén, milenrama, ortiga, raíz de chicalote, ruda	alcaparra, berenjena, coco, pimiento
Hepatitis aguacate, alcachofa, boldo, cardo mariano, cardo santo, diente de león, garañona, hinojo, jengibre, llantén, mapurite, menta, orozuz, té verde		alcachofa, papa, plátano
Heridas	**pomada:** bretónica, caléndula, centella asiática, hierba de san Juan, hierba del pollo, llantén, mapurite, sábila, sosa, tepezcohuite **cataplasma:** bretónica, caléndula, centella asiática, hierba de san Juan, hierba del pollo, llantén, mapurite, sábila, sosa, tabaco, tepezcohuite	

	Infusión o tisana, té, extracto	Tópico	Alimento
Herpes zóster	ajo, bretónica, caléndula, capitaneja, cardo santo, centella asiática, equinácea, hierba de san Juan, hierba del pollo, llantén, mapurite, raíz angélica, sábila, sangre de drago, sosa, tomillo	cataplasma: bretónica, caléndula, centella asiática, hierba de san Juan, hierba del pollo, llantén, mapurite, sábila, sangre de drago, sosa, tomillo	ajo
Hidropesía	cempasúchil, diente de león, enebro, hoja de pingüica, marrubio, peonía, perejil, raíz de tejocote, ruda		berro, espárrago, lechuga, pera, perejil
Hígado (depurativo)	aguacate, alcachofa, boldo, cardo mariano, cundeamor, diente de león, garañona, llantén, mapurite, romero		aguacate, ajo, berro
Hígado (regeneración)	aguacate, alcachofa, boldo, cardo mariano, diente de león, hinojo, manzanilla, olivo		aguacate, alcachofa, uva
Hipertensión arterial	aguacate, ajo, albahaca, centella asiática, gingko biloba, ginseng, hierba de san Juan, pasiflora, tilo, valeriana		aguacate, ajo, alcaparra, espinaca, lechuga, melón, pera, sandía
Hipertiroidismo	berro, ginseng, menta, rábano, toronjil		berros, col, rábano
Hipo	clavo, valeriana		
Hipoglucemia	ajo, alcachofa, arándano, cardo santo, eucalipto, menta, nogal, ortiga, salvia, tormentilla		ajo, alcachofa, arándano, berro, cebolla
Hipotiroidismo	berro, genciana, pasiflora, rábano		berros, nueces, rábano
Histerismo	ajo, azahar, hierba de san Juan, pasiflora, ruda, toronjil		ajo

217

	Infusión o tisana, té, extracto	Tópico	Alimento
Hongos en pies	ajo, albahaca, gobernadora, matlali santa María, sangre de drago, tomillo	**cataplasma:** ajo, albahaca, gobernadora, manzana (vinagre), matlali santa María, sangre de drago, tomillo **pomada:** ajo, albahaca, gobernadora, matlali santa María, sangre de drago, tomillo	ajo
Hongos en uñas	ajo, cempasúchil, cundeamor, mercadela, ruda, sangre de drago, tomillo	**pomada:** ajo, cempasúchil, cundeamor, mercadela, ruda, sangre de drago, tomillo **cataplasma:** ajo, cempasúchil, cundeamor, manzana (vinagre), mercadela, ruda, sangre de drago, tomillo	ajo
Hormonal-reguladores	alfalfa, barbasco, camote morado, centella asiática, cimicífuga, fenogreco, malavar, mapurite, orozuz (regaliz), romero, ruda, salvia, zarzaparrilla		alfalfa, cacao, camote morado, zarzaparrilla
Ictericia	boldo, cardo santo, cundeamor, diente de león, manzanilla, marrubio	**baños y cataplasma:** diente de león, manzanilla, marrubio, tabaco	
Impotencia sexual	aguacate, azahar, canela, cocolmeca, damiana, estafiate, gingko biloba, ginseng, naranjo, poleo, santa Martha, té verde		aguacate, cacao

	Infusión o tisana, té, extracto	Tópico	Alimento
Indigestión	azahar, boldo, hierbabuena, manzanilla, menta, té limón		
Infección en garganta (dolor y ronquera)	ajo, árnica, axiote, buganvilia, caléndula, canela, clavo, equinácea, gordolobo, jengibre, limón, llantén, malva, manzanilla, mercadela, orozuz, salvia, tomillo		ajo, café, cebolla, limón
Infección intestinal	hierbabuena, jengibre, manzanilla, mercadela, tapacola, tomillo		coco
Inflamación cutánea		**mascarilla, pomada, aceite y cataplasma:** aloe vera, arándano, árnica, mercadela, milenrama, sábila	arándano
Inflamación de ojos y párpados		**cataplasma:** papa, pepino	papa, pepino
Inflamación estomacal e intestinal	anís, azahar, clavo, girasol, hierbabuena, hinojo, manzanilla, romero, ruda		
Inflamatoria	alcaparra, arándano, árnica, mercadela, milenrama, ricino, vid		alcaparra, arándano, cebolla
Influenza	ajo, bardana, borraja, canela, gordolobo, hierba de san Juan, jengibre, lentejilla, mercadela, milenrama, tila, tomillo, toronjil		ajo
Inquietud	anís, azahar, pasiflora, tila, toronjil, valeriana	**aceite:** anís, azahar, pasiflora, tila, toronjil, valeriana	

	Infusión o tisana, té, extracto	Tópico	Alimento
Insecticida	ajo, albahaca, lavanda, menta piperita, tuya	**aceite:** ajo, albahaca, lavanda, menta piperita, tuya	ajo, cebolla
Insomnio	amapola, hierba de san Juan, lavanda, manzanilla, pasiflora, té limón, tila, tumbavaquero, valeriana, zapote blanco	**aceite:** hierba de san Juan, limón, pasiflora, valeriana **cataplasma:** floripondio (una flor debajo de la almohada)	avena, lechuga, zapote blanco
Insuficiencia renal	apio, cerezo, diente de león, manzana, ortiga, palo azul, perejil, piña		apio, maíz, manzana, pera, perejil, piña
Intoxicación por alimentos	ajo, apio, manzanilla, orégano, raíz de tlacopatle, salvia		ajo, apio, manzana, perejil
Ladilla, liendre y piojo	ajo, albahaca, aloe, cancerina, epazote zorrillo, hamamelis, laurel, lavanda, marrubio, menta, olivo, perejil, poleo, romero, tomillo	**baños:** ajo, albahaca, aloe, cancerina, epazote zorrillo, hamamelis, laurel, lavanda, marrubio, menta, olivo, perejil, poleo, romero, tomillo	ajo, perejil
Laringitis	árnica, buganvilia, caléndula, gordolobo, mercadela, tomillo		plátano
Lavado de ojos		**baños:** cempasúchil, llantén, malvavisco, manzanilla, matlali santa María, mercadela, ruda	
Lavados vaginales		**baños:** cancerina, cempasúchil, cuachalalate, culantrillo, gordolobo, llantén, manzanilla, mercadela, milenrama, ortiga, sangre de drago, tomillo	

	Infusión o tisana, té, extracto	Tópico	Alimento
Laxante	almendro, ciruelo, diente de león, fresno, higuera, lino, malva, malvavisco, olivo, orozuz (regaliz), sauco, tamarindo, violeta, violeta tricolor		coco, cuitlacoche, tamarindo
Leche materna (aumento)	alhova (fenogreco), cempasúchil, chaya, guayaba, hinojo, lúpulo, nochebuena		guayaba, papaya
Leche materna (corte)	pan y quesillo		
Lepra	axiote, equinácea	cataplasma: tabaco	
Leucemia	aranto, damiana de california, equinácea, ginkgo biloba, gobernadora, hierba de san Juan, mapurite, tila, trompetilla, uña de gato peruana		
Llagas		cataplasma: cancerina, cempasúchil, chicalote, guayabas (hojas), hierba de san Juan, sábila, sangre de drago, sosa, tabaco	papaya
Llagas en la boca		enjuague bucal: eucalipto, mercadela, sábila, sangre de drago, tomillo	
Lombrices	aguacate, ajo, coco, guanábana, guayaba (hojas), santa Martha		ajo, guanábana, guayaba, melón, papaya
Lupus	ajo, aranto, damiana de california, equinácea, gingko biloba, hierba de san Juan, mapurite, té verde, tilo, trompetilla, uña de gato peruana, valeriana		ajo

	Infusión o tisana, té, extracto	Tópico	Alimento
Mal de san Vito	hierba de san Juan, tila, toronjil, tumbavaquero, valeriana		
Mareos	albahaca, azahar, equinácea, flor de manita, gingko biloba, jengibre, manzanilla, lavanda, pasiflora		
Mastitis	toronjil		coco
Matriz (tonificante)	canela, garañona, nochebuena, ruda (aunque tonifica la matriz, la ruda es abortiva, por lo que debe consumirse antes del embarazo)		
Memoria	gingko biloba, ginseng, té verde, vainilla		
Meningitis	gingko biloba, jengibre, mercadela, tomillo		
Menopausia	alfalfa, alhova, barbasco, camote, cempasúchil, centella asiática, cimicífuga, gingko biloba, hierba de san Juan, malavar, pasiflora, romero, ruda, salvia, zarzaparrilla	**pomada:** camote	aguacate, arándano, cacao, camote morado, col, frambuesa, fresa, guanábana, jitomate, lechuga, maíz
Menstruación	anís, azucena, canela, cempasúchil, cuachalalate, manzanilla, matlali santa María (por colitis), orégano, perejil, ruda (por enfriamiento de la matriz)	**cataplasma:** tabaco	cacao, perejil

	Infusión o tisana, té, extracto	Tópico	Alimento
Menstruación (regulación)	aguacate, algodón (corteza), anís, barbasco, bardana, capitaneja, cederrón, cempasúchil, cuitlacoche, culantrillo, garañona, hiedra, malva, margarita mayor, marrubio, matlali santa María, nochebuena, orégano, pan y quesillo, peonía, perejil, raíz de peonía, romero, ruda, salvia, sauce, tronadora, tumbavaquero		aguacate, perejil
Mezquinos		**pomada:** estafiate, nochebuena	
Miedo a la muerte	cempasúchil, hierba de san Juan		
Miedo nocturno	cempasúchil, hierba de san Juan, pasiflora, tila, valeriana		
Migraña	azahar, jengibre, matlali santa María, milenrama, pasiflora, sauce, sosa, té verde, valeriana		
Miopía	arándano, manzanilla, ortiga, zanahoria		arándano, zanahoria
Náuseas	albahaca, jengibre, manzanilla, té limón		
Neuralgias	ajo, cimicífuga, gordolobo, hiedra, orégano, pasiflora, sauce, tila	**cataplasma:** floripondio	ajo, cebolla
Neurosis	hierba de san Juan, magnolia, pasiflora, ruda, tila, valeriana		

	Infusión o tisana, té, extracto	Tópico	Alimento
Obesidad	albahaca, cocolmeca, cola de caballo, hierba de san Juan, hierbabuena (digestivos), hoja sen, marrubio, perejil, piña, romero, té verde, tila, tlanchalagua, toronjil, tumbavaquero (retención de líquidos), valeriana		berro, espárrago, lechuga (digestivos), melón, pera, perejil, piña (retención de líquidos)
Odontológicas		**enjuague bucal:** avellano, azafrán, clavo, cocolmeca, haya, llantén, mora	berro, coco, mora
Oftálmica	arándano, chicalote, gingko biloba, margarita mayor, ortiga, perejil, rosa silvestre, siempreviva	**cataplasma y lavado de ojos:** arándano, chicalote, margarita mayor, ortiga, rosa silvestre, siempreviva.	arándano, lechuga, papa, pepino, perejil, verdolaga, zanahoria
Osteoartritis	aguacate, ajenjo, jengibre, manzana, mapurite, olivo, ortiga, romero, sauce		aguacate, chícharo (guisante), col, espinacas, lechuga, manzana
Osteoporosis	aguacate, alfalfa, apio, barbasco, cimicífuga, cola de caballo, fenogreco, malavar, manzana, olivo, ortiga, zarzaparrilla		aguacate, alfalfa, cebolla, chícharo (guisante), col, espinaca, lechuga, maíz, manzana
Otitis	ajo, albahaca, cempasúchil, clavo, equinácea, gordolobo, lavanda, olivo, perejil, sauce, toronjil,	**aceite:** albahaca, clavo, gordolobo, toronjil **humo:** tabaco	ajo, perejil
Paludismo	cempasúchil, chicalote, gobernadora		

224

	Infusión o tisana, té, extracto	Tópico	Alimento
Pancreatitis	cardo mariano, diente de león, menta, perejil, rábano negro		berro, perejil, rábano negro
Paño de la cara (manchas en la piel)	alcachofa, boldo, cardo mariano, chicalote, cola de caballo, diente de león, fresas, frutas rojas, manzana, pelo de elote, perejil		alcachofa, apio, berros, fresas, frutas rojas, jitomate, lechuga, manzana, melón, pepino, perejil
Paperas	mercadela, nochebuena, pega hueso	**cataplasmas:** papa	papa
Papiloma	aranto, cempasúchil, cuachalalate, culantrillo, equinácea, gingko biloba, ginseng, mercadela, milenrama, orozuz, ortiga, romero, sauco, té verde, uña de gato peruana	**baños vaginales:** árnica, caléndula, cancerina, cuachalalate, gordolobo, manzanilla, mercadela, tomillo	aguacate, chícharo (guisante) espárrago, frutos rojos, jitomate
Parásitos intestinales	aguacate, ajenjo, ajo, epazote zorrillo, guanábana, guayaba, granado, marrubio, nogal, orozuz, tomillo		aguacate, ajo, guanábana, guayaba, melón
Parkinson	aguacate, almendro, arándano, fresa, gingko biloba, limón, naranja, olivo, pasiflora, vid		aguacate, arándano, arroz orgánico, avena, fresa, limón, naranja, uva
Parto (regular contracciones)	aguacate, algodón (corteza), cempasúchil, milenrama, nochebuena, ruda, verbena		aguacate, cilantro
Picadura de escorpión	ajo, fresno	**aceite y cataplasma:** ajo, damiana, lavanda, tabaco	
Picadura de insectos	ajo, aloe, higuera, lavanda, limón, menta, perejil, sábila, tila, toronjil	**aceite:** aloe, lavanda, limón, menta, sábila	ajo, limón, perejil

225

	Infusión o tisana, té, extracto	Tópico	Alimento
Polivirus	cempasúchil, equinácea, gordolobo, jengibre, mercadela, tomillo		
Posparto		**baños**: aguacate, cempasúchil, estafiate, laurel, marrubio, matlali santa María, romero, ruda	
Presión arterial alta	ahuehuete, alpiste, marrubio, muérdago, té limón, zapote blanco		lechuga
Presión arterial baja	buganvilia, damiana de california, orozuz (regaliz), romero, trompetilla		
Presión arterial (estabilizador)	olivo, orozuz (regaliz), yoloxóchitl		
Próstata	aguacate, aranto, barbasco, borraja, camote morado, castaño de indias, ortiga, pingüica, santa Martha, saw palmetto, tianguispepetla, uña de gato peruana		aguacate, calabaza, camote morado, frutas rojas antioxidantes (frambuesa, fresa, mora, uva)
Psoriasis	aguacate, caléndula, diente de león, genciana, lavanda, manzana, mapurite, ojo de gallina, orozuz, ortiga, perejil, sauco, tila, toronjil, zapote blanco		aguacate, apio, avena, manzana, papaya, perejil
Purgante	axiote, chicalote, ricino		

	Infusión o tisana, té, extracto	Tópico	Alimento
Quemaduras		**cataplasma:** avena, col, hamamelis, jitomate, manzana, papa, pepino, sábila, tabaco, tepezcohuite	
Quemaduras por el frío		**cataplasma:** árnica, hamamelis, jitomate, malvavisco, manzana, papa, pepino, sábila, tepezcohuite	
Quemaduras por el sol		**cataplasma:** hamamelis, jitomate, malvavisco, manzana, papa, pepino, sábila, tepezcohuite	
Relajante	azahar, lechuga, limón, naranjo amargo, nenúfar blanco, pasiflora, perejil, tilo, valeriana	**aceite:** lavanda, limón, naranjo, pasiflora, valeriana	avena, lechuga, perejil
Resfrío	aguacate, epazote zorrillo, eucalipto, gordolobo, jengibre, laurel, limón, llantén, manzana, matlali santa María, naranjo, pino, tomillo		aguacate, fresa, limón, manzana, naranja
Retención de líquidos	boldo, cocolmeca, cola de caballo, diente de león, doradilla, hojas de pingüica, palo azul, perejil, piña, raíz de chivo, riñonina, verbena, yoloxóchitl		melón, perejil, sandía

227

	Infusión o tisana, té, extracto	Tópico	Alimento
Reumatismo	aguacate, ajo, alcachofa, boldo, borraja, cempasúchil, ciprés, diente de león, doradilla, enebro, harpagofito, helecho real, hiedra, hierbabuena, jengibre, limonero, mapurite, matlali santa María, ortiga menor, perejil, pingüica, raíz de chicalote, riñonina, romero, sosa, violeta tricolor	**cataplasma:** cannabis, tabaco	aguacate, ajo, alcachofa, avena, café, cebolla, hierbabuena, papa, perejil, pimiento
Sabañones	apio, canela, castaño de indias, ciprés, cocolmeca, gordolobo, limón	**pomada, aceite y cataplasma:** canela, castaño de indias, ciprés, cocolmeca, gordolobo, limón	apio, cebolla, limón, papa
Saliva (secreción)	cardo santo, garañona, guanábana, romero, salvia		guanábana
Salpullido	axiote, borraja, equinácea, manzanilla, mercadela, tomillo	**mascarilla, pomada o aceite:** aguacate, axiote, borraja, hamamelis, manzanilla, ortiga, romero, sangre de drago **cataplasma:** aguacate, axiote, borraja, hamamelis, manzanilla, ortiga, romero, sangre de drago, tabaco	aguacate
Sarampión	aguacate, axiote, borraja, equinácea, manzanilla, mercadela, romero, tomillo		aguacate
Sarna	ajo, axiote, guayaba, lavanda, nogal, olivo, sosa	**cataplasma:** tabaco **baños:** ajo, axiote, guayaba, lavanda, nogal, olivo, sosa	ajo, avena, guayaba

228

	Infusión o tisana, té, extracto	Tópico	Alimento
Sedante	abeto blanco, amapola, azahar, lúpulo, pasiflora, peonía, pino, sauco, tila, valeriana, zapote blanco	**cataplasma:** floripondio	
Senos (endurecimiento)		**aceite y pomada:** alhova (fenogreco), manzana, romero	manzana, melón, uva
Sida-VIH	aguacate, ajo, arándano, aranto, camote morado, cempasúchil, equinácea, frambuesa, fresa, genciana, guanábana, jengibre, manzana mapurite, orégano, orozuz, romero, sauco, té verde, tila tomillo, uña de gato peruana		aguacate, ajo, arándano, camote morado, chícharo (guisante), cuitlacoche, espárrago, frambuesa, fresa, jengibre, jitomate, maíz, manzana, uva
Sífilis	ajo, equinácea, orégano, orozuz, romero, sauco, té verde, uña de gato peruana		ajo
Sinusitis	eucalipto, ocote, pino, tomillo		
Sistema circulatorio	ajo, castaño de indias, hamamelis, gingko biloba, ruda, té verde		ajo, chícharo (guisante), espinaca, melón
Sistema inmunológico	ajo, aranto, cempasúchil, equinácea, genciana, gingko biloba, ginseng, guanábana, jengibre, manzana, mapurite, menta, mercadela, ojo de gallina, romero, tila, tomillo, uña de gato		aguacate, ajo, camote morado, chícharo (guisante), espárrago, frutas rojas, guanábana, maíz, manzana, uva

	Infusión o tisana, té, extracto	Tópico	Alimento
Sistema nervioso	aguacate, alfalfa, anís, azahar, cempasúchil, flor de manita, ginseng, guayaba, magnolia, mapurite, nenúfar blanco, pasiflora, raíz de gato, té limón, toronjil blanco y rojo, tumbavaquero, yoloxóchitl		aguacate, avena, guayaba, lechuga
Sistema respiratorio	aguacate, equinácea, eucalipto, gordolobo, jengibre, lentejilla, limón, llantén, manzana, matlali santa María, mercadela, naranja, ocote, orozuz, pino, tomillo		aguacate, frutas rojas, limón, manzana, naranja, piña, uva
Sordera	ajo, equinácea, gingko biloba, manzana		ajo, cebolla, manzana
Sustos	aguacate, albahaca, árnica, azahar, cempasúchil, hierba de san Juan, toronjil rojo y azul, yoloxóchitl	**aceite:** azahar, toronjil	aguacate
Taquicardia	ajo, azahar, magnolia, pasiflora, ruda, toronjil, verbena, yoloxóchitl		ajo
Tendones lastimados (tendinitis o bursitis)		**aceite y pomada:** equinácea, matlali santa María, romero, ruda **cataplasma:** tabaco	
Tenia	ajo, granado, nogal		ajo, calabaza
Tensión nerviosa	azahar, berenjena, ginseng, guanábana, magnolia, muérdago, pasiflora, tila, valeriana, yoloxóchitl		berenjena, guanábana

	Infusión o tisana, té, extracto	Tópico	Alimento
Tétanos		cataplasma: salvia, tabaco	
Tialismo o babeo crónico	cardo santo, garañona, romero, salvia		guanábana
Tifoidea	jengibre, mercadela, tianguispepetla, tomillo		
Tiroides	berro, gingko biloba, ginseng, rábano		rábano
Tiroiditis de Hashimoto	ajo, aranto, berro, camote morado, cempasúchil, equinácea, genciana, guanábana, jengibre, manzana, mapurite, menta, mercadela, ojo de gallina, romero, tila, tomillo, uña de gato peruana		ajo, chícharo (guisante), espárrago, guanábana, manzana
Tónico cardiaco	ajo, cimicífuga, gingko biloba, ginseng, magnolia, perejil, pino, ruda, té verde, toronjil, yoloxóchitl		ajo, cacao, chícharo (guisante), perejil
Tónico cerebral	gingko biloba, ginseng, jengibre, menta, vainilla		
Tónico digestivo	aguacate, ajo, guanábana, hierbabuena, jengibre, laurel, limón, manzana, mejorana, menta piperita, olivo, perejil, sábila, toronjil		ajo, aguacate, cebolla, cilantro, guanábana, laurel, limón, manzana, papaya, pera, perejil, romero, salvia
Tónico hepático	alcachofa, boldo, diente de león, genciana, guanábana, laurel, manzana, mejorana, pimienta blanca, té verde		alcachofa, berro, guanábana, manzana, papaya

231

	Infusión o tisana, té, extracto	Tópico	Alimento
Tónico orgánico	aguacate, bolsa del pastor, canela, damiana de california, diente de león, gingko biloba, ginseng, guanábana, hierbabuena, jengibre, manzana, menta, orozuz, perejil, té verde, tormentilla, toronjil		aguacate, alfalfa, berro, frutos rojos (arándano, frambuesa, fresa, mora), guanábana, hierbabuena, manzana, olivo, pera, perejil, rábano, uva
Tónico renal	aguacate, alcachofa, boldo, cola de caballo, diente de león, doradilla (siempreviva), gobernadora, hierba del sapo, hinojo, hojas de pingüica, olivo, palo azul, pan y quesillo, pelo de elote, perejil, piña, rábano negro, raíz de chivo, riñonina, sandía, vara de oro (solidago), verbena, yoloxóchitl		aguacate, alcachofa, berro, lechuga, melón, pera, perejil, piña, olivo, rábano negro, sandía
Tos	aguacate, ajo, alfalfa, amapola, anacahuite, árnica, borraja, buganvilia, capitaneja, culantrillo, diente de león, epazote de zorrillo, gordolobo, lobelia, llantén, malva, margarita mayor, marrubio, menta piperita, mercadela, ocote, orozuz (regaliz), pulmonaria, sauco, verbena		aguacate, ajo, alfalfa
Tosferina	aguacate, alfalfa, aretillo (lobelia), borraja, buganvilia, castaño		aguacate, alfalfa

	Infusión o tisana, té, extracto	Tópico	Alimento
Tranquilizante	azahar, hierba de san Juan, pasiflora, té limón, tila, toronjil, tumbavaquero, valeriana		
Trichomonas	arando, cancerina, equinácea, gordolobo, hoja de pingüica, hojas de guayaba, manzanilla, mercadela, tomillo		
Triglicéridos	ajo, aguacate, alfalfa, alhova, barbasco, boldo, guanábana, hierba del sapo, llantén		aguacate, alfalfa, guanábana
Trombosis	ajo, lino, ruda, sosa		ajo
Tuberculosis	ajo, cebolla, cola de caballo, quina, salvia		ajo, berro, espinaca, piña, plátano
Tumores	ajo, aranto, camote morado, cáscara de guácima, cempasúchil, cundeamor, diente de león, equinácea, espárrago, genciana, gobernadora, guanábana, hierba de san Juan, hoja de anona, jengibre, llantén, manzana, mapurite, mercadela, romero, tila, tomillo, uña de gato peruana, violeta, violeta tricolor		ajo, arroz orgánico, camote morado, cuitlacoche, frutos rojos (arándano, frambuesa, fresa, mora), chícharo (guisante), espárrago, espinaca, guanábana, maíz, manzana, uva, verdolaga
Úlceras bucales		enjuague bucal: boca de dragón, cundeamor, diente de león, llantén, sangre de drago, tomillo	café

	Infusión o tisana, té, extracto	Tópico	Alimento
Úlceras gástricas	aguacate, alfalfa, borraja, centella asiática, col, cuachalalate, gobernadora, llantén, naranjo (flor), orozuz (regaliz), papaya, sábila, té verde		aguacate, alfalfa, col, papaya
Urticaria		**baños:** aguacate (hojas), laurel, manzanilla, marrubio, romero, sábila	
Varicela	borraja, gordolobo, jengibre, mercadela, tomillo	**baños:** aguacate, laurel, manzanilla, marrubio, romero, sábila	
Várices	ahuehuete, ajo, arándano, castaño de indias, centella asiática, gingko biloba, hamamelis, marrubio, milenrama, muérdago, ruda		ajo, arándano
Vasoconstric-tor	abeto blanco, alcaparra, castaño de indias, ciprés, hamamelis, ortiga		alcaparra
Vasodilatador	guanábana, hierba de san Juan, manzana, muérdago, olivo, tila		chícharo (guisante), guanábana, manzana
Vasoprotector	hamamelis, hierba de san Juan, magnolia, tila, yoloxóchitl		
Vejiga (inflamación)	borraja, diente de león, malvavisco, perejil, piña, riñonina		perejil, piña
Veneno de víbora	fresno, lavanda	**pomada:** fresno, lavanda	

Infusión o tisana, té, extracto	Tópico	Alimento
Verrugas		mascarilla y pomada: barbasco, caléndula (maravilla), diente de león, hierba mora, higuera, nochebuena, sosa, tuya	
Vértigo	gingko biloba, granada, hierba de san Juan, laurel, pasiflora, romero, valeriana		café, granada
Vesícula biliar	alcachofa, alcaparra, cáscara sagrada, chaparro amargo, prodigiosa, sauco, simonillo		alcachofa, alcaparra, berro
Vías urinarias	aguacate, ajo, arándano, cereza, hoja de pingüica, limón, naranjo, piña, saw palmetto, tamarindo, zarzaparrilla		aguacate, ajo arándano, cereza, limón, melón, piña, sandía, tamarindo, zarzaparrilla
Virus y bacterias	bardana, gordolobo, hierba de san Juan, jengibre, mercadela, tomillo		
Vitiligo	calaguala, gingko biloba, hierba de san Juan, pasiflora, raíz angélica, ruda, valeriana, toronjil		
Vómitos	albahaca, axiote, clavo, gobernadora, hierbabuena, hinojo, jengibre, laurel, menta, té verde		

CUADRO 2
Preventivos

	Plantas curativas	Observaciones
Antibióticos naturales	abeto blanco, ajo, cebolla, cempasúchil, chile, drosera, equinácea, eucalipto, gordolobo, guanábana, jengibre, lampazo mayor, manzanilla, menta, mercadela, milenrama, romero, tila, tomillo	alimento, extracto, infusión, té
Anticancerígenas	calabaza, cempasúchil, chícharo, diente de león, equinácea, espárrago, espinaca, ginseng, hoja y fruto de guanábana, lechuga, limón, manzana, melón, mora, muérdago, naranja, papa, pimiento, té verde, verdolaga, zanahoria	alimento, extracto, infusión, té
Antioxidantes	aguacate, ajo, albahaca, alcaparra, apio, berenjena, borraja, brócoli, café, cebolla, cilantro, diente de león, espárrago, espinaca, fresa, higo, jitomate, lechuga, limón, mora, naranja, papa, pimiento, rosa silvestre (escaramujo), té verde, verdolaga, zanahoria	alimento, extracto, infusión, té
Antitumoral	cáscara de guácima, diente de león, espárrago, espinaca, guanábana, hoja de anona, llantén, mapurite, mercadela, romero, verdolaga, violeta, violeta tricolor	alimento, extracto, infusión, té
Cáncer	ajo, cempasúchil, chícharo, cundeamor, diente de león, guanábana, llantén, mapurite, muérdago, té verde, uña de gato	alimento, extracto, infusión, té
Cansancio (fatiga crónica)	canela, gingko biloba, ginseng, jengibre, maíz	aceite, alimento, extracto, infusión, té
Carminativo	albahaca, anicillo, anís, cilantro, flor de azahar, hierbabuena, hinojo, laurel, manzanilla, perejil, romero, ruda, salvia	alimento, extracto, infusión, té

236

Plantas curativas	Observaciones
Catarro	aguacate (fruto y hojas), ajo, borraja, capulín, cebada, cereza, ciruela, equinácea, frambuesa, fresa, gordolobo, guayaba, hierba dulce, lentejilla, limón, manzana, mora, naranjo, orozuz, pepino, poleo, salvia de bolita, tomillo, uva	alimento, extracto, infusión, té baño: aceite, cataplasma
Depurativo	alcachofa, alcaparra, bardana, berro, borraja, cuitlacoche, dulcamara, fresa, llantén, melón, nogal, ortiga menor, pepino, salvia, sandía, sauco, verdolaga, violeta tricolor, zarzaparrilla	alimento, extracto, infusión, té
Energéticas	aguacate (fruto y hojas), ajo, árnica, azafrán, cacao, café, canela, cilantro, jengibre, lampazo mayor, orozuz, paprika, té verde	alimento, extracto, infusión, té baño: aceite
Estimulante	ajo, cacao, café, canela, clavo, gingko biloba, ginseng, jengibre, pimienta negra, rosa silvestre, vainilla	alimento, extracto, infusión, té
Estrés	aguacate (fruto y hojas), azahar, borraja, flor de manita, ginseng, hierba de san Juan, manzanilla, pasiflora, té limón, tila, toronjil, valeriana	alimento, extracto, infusión, té baño: aceite
Gripa	ajo, anís, borraja, cebolla, jengibre, manzanilla, mapurite, mercadela, orozuz, sauco, tila, tomillo	alimento, extracto, infusión, té baño: aceite, cataplasma
Insecticida	ajo, albahaca, cebolla, lavanda, menta piperita, tuya	aceite, alimento, extracto, infusión, té
Insomnio	amapola, avena, floripondio (colocar una flor debajo de la almohada), ginseng, hierba de san Juan, lavanda, lechuga, limón, manzanilla, pasiflora, té limón, tila, tumbavaquero, valeriana, zapote blanco	aceite, alimento, extracto, infusión, pomada, té
Plantas de precaución (por ser abortivas)	aguacate, ajenjo, axiote, cilantro, mapurite, milenrama, nochebuena, riñonina, ruda, verbena	

237

	Plantas curativas	Observaciones
Relajante	avena, azahar, lavanda (aromaterapia y aceite para masaje), lechuga, limón, naranjo amargo, nenúfar blanco, pasiflora, perejil, tilo, valeriana	alimento, extracto, infusión, té baño: aceite, pomada
Remineralizante	apio, arroz, avellano, barbasco, berro, chícharo, cola de caballo, ortiga menor, paprika, perejil, zanahoria	alimento, extracto, infusión, té

CUADRO 3
Primeros auxilios

	Plantas curativas	Observaciones
Ampollas	ajo, árnica, caléndula, hamamelis, malva, manzanilla	cataplasma
Analgésicas	ajo, cempasúchil, cólquico, equinácea, higuera	extracto, té
Anestésica	clavo, jengibre, manzanilla, mapurite, matlali santa María	cataplasma, té
Antibióticos naturales	abeto blanco, ajo, cebolla, cempasúchil, chile, drosera, equinácea, eucalipto, gordolobo, guanábana, jengibre, lampazo mayor, manzanilla, menta, mercadela, milenrama, romero, tila, tomillo	extracto, infusión, té
Antioxidantes	aguacate, ajo, albahaca, alcaparra, apio, berenjena, borraja, brócoli, café, cebolla, cilantro, diente de león, espárrago, espinaca, fresa, higo, jitomate, lechuga, limón, mora, naranja, papa, pimiento, rosa silvestre (escaramujo), té verde, verdolaga, zanahoria	alimentos, extracto, infusión, té
Antipiréticas (bajar la fiebre)	axiote, borraja, ciprés, girasol, haya, hierba de san Nicolás, jengibre, lúpulo, manzana, mapurite, matlali santa María, milenrama, olivo, raíz de contrayerba, ricino, riñonina, sosa, té limón, tomate verde, tomillo, yoloxóchitl, zapote blanco	cataplasma, extracto, infusión, té
Antisépticas	abeto blanco, ciprés, enebro, eucalipto, genciana, haya, laurel, lavanda, pino albar, rábano, salvia	baños, té
Antitérmicas	castaño de indias, cebolla, hojas de tabaco	cataplasma, extracto, té
Aromatizante	azahar, canela, lavanda, vainilla	aceite, té
Balsámico	abeto blanco, árnica, ciprés, enebro, eucalipto, hierbabuena, laurel, lavanda, manzanilla, menta, ocote, pino, pino albar, toronjil	aceite, cataplasma, extracto, infusión, té

239

Plantas curativas		Observaciones
Calambres	cederrón, gingko biloba, jitomate, manzana, melón, plátano, ruda	alimentos, pomada, té
Cáncer	aguacate, ajo, aranto (aulaga), azafrán, barbasco, calabaza, camote morado, cardo mariano, castaño de indias, cempasúchil, chícharo (guisante), ciprés, cundeamor, diente de león, equinácea, espárrago, espinaca, frutas rojas, ginseng, guanábana (hoja y fruto), jitomate, lechuga, limón, llantén, maíz morado, manzana, mapurite, melón, mora, muérdago, naranja, ortiga, papa, pimiento, té verde, uña de gato, verdolaga, zanahoria	alimentos, extracto, infusión, té
Cansancio	canela, gingko biloba, ginseng, jengibre, maíz	alimentos, extracto, infusión, té
Cicatrizante	agrimonia, árnica, bretónica, caléndula (maravilla), cancerina, cebolla, centella asiática, chicalote, clavo, consuelda, cuachalalate, gobernadora, hierba de san Juan, hierba del pollo, llantén, manzanilla, mapurite, margarita mayor, mercadela, milenrama, olmo, papaya, peonía, raíz de genciana (violeta de genciana), romero, sábila, sangre de drago, sosa, tlanchichinole, tormentilla, zanahoria	cataplasma, extracto, infusión, pomada, té
Dolores de cabeza	axiote, café (mezclado con jugo de limón), cempasúchil, estafiate, ginseng, hierbabuena, jengibre, jitomate, matlali santa María, té limón, té verde, tomate verde	enjuague bucal
Dolores en general	árnica, artemisa, cebolla, cempasúchil, chile, clavo, damiana, estafiate, hierbabuena, manzanilla, matlali santa María (primeros auxilios), milenrama	aceite, cataplasma, extracto, infusión, pomada, té
Emolientes	algarrobo, almendro, arroz orgánico, axiote, azucena, hamamelis, higo, higuera, lechuga, lino, malva, malvavisco, nopal, olivo, pepino, violeta, violeta tricolor	aceite, cataplasma, extracto, infusión, té
Energéticas	aguacate (fruto y hojas), ajo, árnica, azafrán, cacao, café, canela, cilantro, jengibre, lampazo mayor, orozuz, paprika, té verde	alimentos, extracto, infusión, té

Plantas curativas		Observaciones
Esguince o esquince óseo	ajenjo, árnica, cola de caballo, consuelda, malvavisco, matlali santa María, romero, ruda, sauce	aceite, cataplasma, pomada
Golpes	árnica, boca de dragón, caléndula (maravilla), cebolla, perejil	aceite, extracto, cataplasma, pomada, té
Grietas mamarias	árnica, caléndula, hierba de san Juan, papaya	aceite, pomada
Hematoma	árnica, hamamelis, hojas de tabaco	aceite, cataplasma, pomada
Hemorragias	bolsa del pastor, caléndula, hierba del pollo, llantén, milenrama, tormentilla	extracto, infusión, té
Heridas	bretónica, caléndula, centella asiática, hierba de san Juan, hierba del pollo, hojas de tabaco, llantén, mapurite, sábila, sosa	aceite, cataplasma, extracto, pomada, té
Hipo	clavo, valeriana, xilocaína	infusión, té
Inflamatoria	alcaparra, arándano, árnica, cebolla, mercadela, milenrama, ricino, vid	aceite, cataplasma, pomada
Insecticida	ajo, albahaca, cebolla, lavanda, menta piperita, tuya	aceite, cataplasma, pomada
Ladilla, liendre y piojo	ajo, albahaca, aloe, cancerina, epazote de zorrillo, hamamelis, laurel, lavanda, marrubio, menta, olivo, perejil, poleo, romero, tomillo	baños
Llagas	cancerina, cempasúchil, chicalote, hierba de san Juan, hojas de guayaba, hojas de tabaco, papaya, sábila, sangre de drago, sosa	aceite, cataplasma, pomada
Mareos	albahaca, azahar, equinácea, flor de manita, gingko biloba, jengibre, manzanilla, lavanda, pasiflora	extracto, infusión, té
Paludismo	cempasúchil, chicalote, gobernadora	extracto, infusión, té

Plantas curativas		Observaciones
Picadura de escorpión	ajo, damiana, hojas de tabaco, lavanda	aceite, alimento, cataplasma, pomada
Picadura de insecto	ajo, aloe, higuera, limón, menta, perejil, sábila, tila, toronjil	aceite, alimento, cataplasma, pomada
Quemaduras	avena, col, hamamelis, hojas de tabaco, jitomate, manzana, papa, pepino, sábila	aceite, cataplasma, pomada
Quemaduras por el frío	árnica, hamamelis, jitomate, malvavisco, manzana, papa, pepino	aceite, cataplasma, pomada
Quemaduras por el sol	hamamelis, jitomate, malvavisco, manzana, papa, pepino	aceite, cataplasma, pomada
Sustos	aguacate, albahaca, árnica, azahar, cempasúchil, hierba de san Juan, hojas de tabaco, toronjil, toronjil blanco, rojo y azul, yoloxóchitl	extracto, infusión, té
Tendones lastimados (tendinitis o bursitis)	equinácea, hojas de tabaco, matlali santa María, romero, ruda	aceite, cataplasma, pomada
Tétanos	hojas de tabaco, salvia	aceite, cataplasma, pomada, té
Veneno de víbora	fresno, lavanda	aceite, cataplasma, pomada

CUADRO 4
Armonía y belleza para todos

	Plantas curativas	Observaciones
Acné	chicalote, estafiate, gobernadora, hojas de guayabo, papaya	alimento, mascarilla
Aromatizante	azahar, canela, lavanda, vainilla	vapor
Astringente	abeto blanco, aguacate, arándano, avellano, axiote, castaño de indias, cempasúchil, ciprés, consuelda menor, fresa, frutas rojas, helecho real, limón, limonero, manzana, manzanilla, melón, mora, níspero, rosa silvestre, salsifí, sangre de drago, té verde, tormentilla, vid	alimento, infusión, mascarilla, té
Cabello (caída, crecimiento, embellecimiento)	encino rojo, espinosilla, chícharo (guisante), hamamelis, hoja de guayaba, jojoba, laurel, marrubio, ortiga, ricino, romero, sábila, sangre de drago, verbena **caída:** aguacate, gingko biloba, guayaba, hojas de guayabo, papa, sábila **calvicie:** aguacate, berro, lampazo mayor, olmo, ricino **caspa:** papa **tinte negro:** hojas de higos negros, nogal **tinte rubio:** cenizas de ramas de haya	baños
Celulitis	aloe vera, café (tópico), centella asiática, dulcamara (tópica), fucus, gingko biloba (vitamina A y vitamina E)	aceite, extracto, pomada, suplementos,
Cicatrizante	agrimonia, árnica, bretónica, caléndula (maravilla), cancerina, cebolla, centella asiática, chicalote, clavo, consuelda, cuachalalate, gobernadora, hierba de san Juan, hierba del pollo, llantén, manzanilla, mapurite, margarita mayor, mercadela, milenrama, olmo, papaya, peonía, raíz de genciana (violeta de genciana), romero, sábila, sangre de drago, sosa, tlanchichinole, tormentilla, zanahoria	aceite, cataplasma, pomada

Plantas curativas		Observaciones
Cutis	aguacate (fruto y hojas), algarrobo, apio, avena, azafrán, barbasco, calabaza, caléndula (maravilla), cebolla, chícharo, fresa, genciana (desmancha), hamamelis, manzana, manzanilla, melón, mercadela, pan y quesillo, papaya, pepino (blanquea la piel), romero, rosa silvestre, ruda, sandía	alimento, extracto, infusión, mascarilla, té
Emolientes	algarrobo, almendro, arroz orgánico, axiote, azucena, hamamelis, higo, higuera, lechuga, lino, malva, malvavisco, nopal, olivo, pepino, violeta, violeta tricolor	aceite, cataplasma, extracto, mascarilla, pomada, té
Estrías	árnica, cola de caballo, uva, zanahoria	aceite, alcoholatura, pomada
Flacidez	avena, higuera, manzana, melón, romero	aceite, alcoholatura, pomada,
Grietas	aloe, caléndula, gordolobo, lavanda, sábila, sangre de drago, hojas de tabaco, tormentilla	aceite, pomada
Grietas mamarias	árnica, caléndula, hierba de san Juan, papaya	aceite, pomada
Hongos en pies	ajo, albahaca, gobernadora, matlali santa María, sangre de drago, tomillo, vinagre de manzana	aceite, baños, extracto, pomada
Hongos en uñas	ajo, cempasúchil, cundeamor, mercadela, ruda, sangre de drago, tomillo, vinagre de manzana	aceite, baños, extracto, pomada
Inflamación cutánea	aloe vera, arándano, árnica, mercadela, milenrama, sábila	aceite, baños, extracto, pomada
Inflamación de ojos y párpados	papa, pepino	cataplasma
Ladilla, liendre y piojo	ajo, albahaca, aloe, cancerina, epazote de zorrillo, hamamelis, laurel, lavanda, marrubio, menta, olivo, perejil, poleo, romero, tomillo	baños

Plantas curativas		*Observaciones*
Llagas en la boca	eucalipto, mercadela, sábila, sangre de drago, tomillo	cataplasma
Paño en la cara (manchas en la piel)	alcachofa, apio, berros, boldo, cardo mariano, chicalote, cola de caballo, diente de león, fresas y frutas rojas, jitomate, lechuga, manzana, melón, pelo de elote, pepino, perejil	alimento, extracto, infusión, mascarilla, té
Quemaduras por el frío	árnica, hamamelis, jitomate, malvavisco, manzana, papa, pepino	cataplasma, mascarilla
Quemaduras por el sol	hamamelis, jitomate, malvavisco, manzana, papa, pepino	cataplasma, mascarilla
Sabañones	apio, canela, castaño de indias, cebolla, ciprés, cocolmeca, gordolobo, limón, papa	aceite, cataplasma, pomada
Salpullido	aguacate (hojas), axiote, borraja, hamamelis, manzanilla, ortiga, romero, sangre de drago, tabaco (hojas)	aceite, cataplasma, pomada
Sarna	ajo, avena, axiote, hojas de guayabo, hojas de tabaco, lavanda, nogal, olivo, sosa	aceite, cataplasma, pomada
Senos (endurecimiento)	alhova (fenogreco), manzana, melón, romero, uva	aceite, cataplasma, pomada
Várices	ahuehuete, ajo, arándano, castaño de indias, centella asiática, gingko biloba, hamamelis, marrubio, milenrama, muérdago, ruda	aceite, alimento, cataplasma, extracto, pomada, suplemento

ANEXO III

Glosario de las plantas medicinales citadas en este libro

Nombre común	Nombre científico	Familia
Abeto blanco	*Abies alba*	Pinacae
Aguacate	*Persea americana*	Lauraceae
Ajenjo	*Artemisa absinthium*	Asteraceae
Ajo	*Allium sativum*	Lilaceae
Albahaca	*Ocimum basilicum*	Labiadas
Alcachofa	*Cynara scolimus*	Asteraceae
Alcaparra	*Capparis spinosa*	Caparidáceas
Alfalfa	*Medicago sativa*	Leguminosae
Algarrobo	*Ceratonia siliqua*	Papilonaceae
Algodón (corteza)	*Gossypium herbaceum*	Malvaceae
Alhova (Fenogreco)	*Trigonella foenum-graecum*	Fabaceas
Almendro	*Prunus amygdalus*	Rosacéas
Amapola	*Papaver rhoeas*	Papaveráceas
Amaranto	*Amaranthus*	Amaranthaceae
Anacahuite	*Cordia boissieri*	Boraginaceae
Anís	*Pimpinella anisum l*	Umbelíferas

HERBOLARIA | UNA ALIADA PARA TU SANACIÓN

Nombre común	Nombre científico	Familia
Apio	Apium graveolens	Umbelíferas
Arándano	Vaccinium myrtillus	Ericáceas
Aranto (aulaga)	Kalanchoe daigremontiana	Crassulaceae
Aretillo (lobelia)	Lobelia laxiflora	Campanulaceae
Árnica	Arnica montana	Compuestas
Arroz (orgánico)	Oryza sativa	Gramíneas
Artemisa	Artemisa vulgaris	Asteraceae
Avellano	Corylus avellana l	Betulaceae
Avena	Avena sativa	Gramíneas (poaceae)
Axiote	Bixia orellana l	Bixaceae
Azafrán	Crocus sativus	Iridaceae
Azahar (flor del naranjo)	Citrus aurantiifoli	Rutaceae
Azucena	Lilium candidum	Liliaceae
Barbasco	Deguelia utilis	Fabaceae
Bardana	Arctium lappa	Asteraceae
Belladona	Atropa belladonna	Solanaceae
Berenjena (fruto)	Solanun melongea	Solanaceae
Berro	Nasturtium officinale	Brassicaceae
Betónica	Stachys officinalis	Lamiaceae
Boca de dragón	Misopates orontium	Scrophulariaceae
Boldo	Peumus boldus	Moniamiaceae
Bolsa del pastor	Capsella bursa–pastoris	Brassicaceae
Borraja	Borago officinalis	Boraginaceae
Buganvilia	Bougainvillea glabra	Nyctaginaceae
Cacahuate	Arachis hypogaea	Fabaceae
Cacao	Theobroma cacao	Malvaceae
Café	Coffea arábica y coffea canefora	Rubiaceae
Calabaza	Curcubita máxima	Curcubitaceae
Caléndula (maravilla)	Calendula officinalis	Compositae (Asteráceas)

248

Nombre común	Nombre científico	Familia
Camote morado	Ipomoea batatas	Convulvulaceae
Calaguala	Capyloneurum angustifolium	Polypodiaceae
Cancerina	Semialarium mexicanum	Celastraceae
Canela	Cinnamomum verum	Lauraceae
Cannabis (mariguana)	Cannavis sativa l	Cannabaceae
Capitaneja	Verbesina vrocata	Asteraceae
Capuchina	Tropaeolum majus	Tropaeolaceae
Cardo santo	Cirsium mexicanum	Asteraceae
Castaño	Castanea sativa	Fagaceae
Castaño de Indias	Aesculus hippocastanum	Hippocastanaceae
Cebada	Hordeum vulgare	Gramíneas
Cebolla	Allium cepa	Alliaceae
Cedrón	Aloysia citrodora	Verbenaceae
Cempasúchil o flor de muerto	Taguetes erecta	Compositae
Centella asiática	Hidrocotile asiática	Apiaceae
Chaya	Cnidoscolus chayamansa mcvaugh	Euphorbiaceae
Chicalote	Argenome munita	Papaveraceae
Chile	Capsicum annuum	Solanaceae
Cilantro	Coriandrum sativum	Apiaceae
Cimicífuga	Actaea racemosa	Ranunculaceae
Ciprés	Cupressus sempervirens	Cupresáceas
Ciruelo	Prunus spinosa	Rosaceae
Clavo	Syzygium aromaticum	Myrtaceae
Coco	Cocos nucifera	Arecaceae
Cocolmeca	Dioscorea mexicana	Dioscoreaceae
Col	Brassica oleracea l	Crucíferas
Cola de caballo	Equisetum arvense l	Equisetaceae
Cólquico	Colchicum autumnale	Liliaceae

249

Nombre común	Nombre científico	Familia
Consuelda menor	Prunella vulgaris	Labiadas
Cuitlacoche	Ustilago maydis	Ustlaginaceae
Culantrillo	Adiantum capillus-veneris	Veneris Pteridaceae
Cundeamor	Momordica charantia	Cucurbitácea
Damiana	Turnera diffusa willd	Turneraceae
Diente de león	Taraxacum officinale	Asteraceae
Doradilla	Selaginella	Selaginellaceae
Drosera	Drosera rotundifolia	Droseraceae
Dulcamara	Solánum dulcamara	Solanaceae
Enebro	Juniperus	Cupressaceae
Epazote de zorrillo	Teloxys graveolens	Chenopodiaceae
Equinácea	Echinacea angustifolia l	Compositae (Asteraceae)
Espárrago	Aspáragus officinalis l	Asparagaceae
Espinaca	Spinacia oleracea	Amaranthaceae
Estafiate	Artemisa ludoviciana	Compositae (Asteraceae)
Eucalipto	Eucalyptus globulus	Myrtaceae
Flor de manita	Chiranthodendron pentadactylon	Sterculiaceae
Floripondio	Brugmansia arborea	Solanaceae
Fresa	Fragaria vesca	Rosaceae
Fresno	Fráxinus excelsior	Oleaceae
Garañona	Castilleja tenuiflora benth	Scrophulariaceae
Genciana	Gentiana lutea	Gencianaceaes
Gingko biloba	Gingko bilova l	Gingkoaceae
Ginseng	Panax ginseng	Araliaceae
Girasol	Helianthus annus	Asteraceae
Gobernadora	Larrea tridentata cav	Zygophylaceae
Gordolobo	Bocconia frutescens	Papaveraceae
Granada	Punica granatum	Punicaceae
Guanábana	Annona muricata l	Annonaceae

Nombre común	Nombre científico	Familia
Guayaba	Psidium guajava l	Myrtaceae
Guisante (chícharo)	Pisum sativum	Papilonáceas
Hamamelis	Hamamelis virginiana	Hamamelidaceae
Haya	Fagus sylvatica	Fagáceas
Helecho real	Osmunda regalís	Osmundáceas
Hiedra	Hedera helix	Ariliácea
Hierba de san Juan (hipérico)	Hypericum perforatum	Hypericacéas
Hierba del perro (escobilla)	Solanun geminifolorum	Solanaceae
Hierba del pollo	Commelina coelestis	Commellinaceae
Hierba del sapo	Eryngium carlinae	Apiaceae
Hierbabuena	Mentha spicata	Labiatae
Higuera	Ficus carica	Moráceas
Hinojo	Foeniculum vulgare	Apiaceae
Huizache	Acacia farnesiana	Mimosaceae
Jengibre	Zingiber officinale	Zingiberaeceae
Jitomate (tomater)	Lycopersicum esculentum	Solanaceae
Lampazo mayor	Arctium lapa	Compuestas
Laurel	Laurus nobilis	Lauraceae
Lavanda (espilego)	Lavándula officinalis	Lamiaceae
Lechuga	Lactuca sativa	Asteraceae
Lentejilla	Lepidium virginicum	Brassicaceae
Limón	Citrus limonum	Rutaceae
Lino (linaza)	Linum usitatissimum	Linaceae
Llantén	Plántago major	Plantaginaceae
Lúpulo	Hummulus lupulus	Cannabinaceae
Magnolia	Magnolia grandiflora	Magnoliaceae
Maíz	Zea mays	Poaceae
Malva	Malva sylvestris	Malvaceae
Malvavisco	Althea officinalis	Malvaceae

Nombre común	Nombre científico	Familia
Manzanilla	Chamaemelum nobile	Asteraceae
Mapurite	Petiveria	Petiveriaceae
Margarita mayor	Leucanthemum vulgare	Compuestas
Marrubio	Marrubium vulgare	Lamiaceae
Matarique	Psacalium peltatum	Asteraceae
Matlali santa María	Chrysantemum	Asteraceae
Matricaria	Matricaria chamomilla	Asteraceae
Mejorana	Origanum majorana	Lamiaceae
Melón	Cucumis melo	Curcubitáceas
Menta piperita	Mentha piperita	Lamiaceae
Mercadela	Caléndula officinalis	Compositae
Milenrama	Achillea millefolium	Compositae
Mora	Morus nigra	Moraceae
Muérdago	Viscum album	Santalaceae
Naranjo	Citrus	Rutaceae
Naranjo amargo	Citrus aurantium	Rutaceae
Nenúfar blanco	Nymphaea alba	Ninfaceae
Níspero	Eriobotrya japonica	Rosaceae
Nochebuena	Euphorbia pulcherrima	Euphorbiaceae
Nogal (nuez de Castilla)	Junglans regia	Juglandáceas
Nopal	Opuntia	Cactaceae
Ocote	Pinus montezumae	Pinaceae
Olivo	Olea europea	Oleaceae
Olmo	Ulmus	Ulmaceae
Orégano	Origanum vulgare	Lamiaceae
Orozuz (regaliz)	Glycyrrhiza glabra	Fabaceae
Ortiga mayor	Urtica dioica	Urticaceae
Ortiga menor	Urtica urens	Urticaceae
Palo azul	Cyclolepis genistoides	Asteraceae

Nombre común	Nombre científico	Familia
Palo dulce	Eysenhardtia polystachya	Fabaceae
Pan y quesillo	Capsella bursa-pastoris	Brassicaceae
Papa	Solanum tuberosum	Solanaceae
Papaya	Carica papaya	Caricaceae
Paprika (pimienta roja)	Capsicum frutescens	Salanaceae
Pasiflora	Passiflora incarnata	Passifloraceae
Pega hueso	Euphorbia fulva staff	Euphorbiaceae
Peonía	Paeonia officinallis	Peoniaceae
Pepino	Cucumis sativus	Curcubitaceae
Peral	Pyrus communis	Rosaceae
Perejil	Petroselinum hortense	Umbeliferae
Pimienta blanca	Pimpinella saxifraga	Piperaceae
Pimienta negra	Piper nigrum	Piperaceae
Pimiento	Capsicum annum	Solanaceae
Pingüica	Arcostaphylos pungens	Ericaceae
Pino	Pinus sylvestris	Pinaceae
Pino blanco (carrasco)	Pinus strobus	Pinaceae
Piña	Ananas comosus	Bromeliáceas
Plátano	Musa paradisiaca	Musáceas
Pulmonaria	Pulmonaria officinalis	Borragináceas
Rábano	Raphanus sativus	Cruciferae
Raíz angélica	Archangelica	Apiaceae
Sangre de drago (sangre de grado)	Jatropha dioica	Euphorbiaceae
Ricino	Ricinus communis	Euphorbiaceae
Riñonina	Ipomoea pes-caprae	Convolvulaceae
Romero	Salvia rosmarinus	Labiatae
Rosa silvestre (escaramujo)	Rosa canina	Rosaceae
Ruda	Ruta graveolons	Rutaceae

Nombre común	Nombre científico	Familia
Sábila (aloe)	Aloe vera	Asphodelaceae
Salsifí	Tragopogon porrifolius	Compuestas
Salvia	Salvia officinallis	Lamiaceae
Sandía	Citrullu lanatus	Curcubitáceas
Santa Martha (cenicilla)	Helianthemum glomeratum	Cistaceae
Sauco	Sambucus nigra	Adoxaceae
Siempreviva	Sempervivum arachnoideum	Crassulaceace
Sosa	Solanum torvum	Solanaceae
Tabaco	Nicotiana tabacum l	Solanaceae
Tamarindo	Tamarindus indica	Fabaceae
Tapacola	Waltheria americana	Sterculiaceae
Te limón (zacate limón)	Cymbopogom citratus	Graminae
Té verde	Camellia sinensis	Teáceas
Tejocote	Crataegus pubescens	Rosaceae
Tepezcohuite	Mimosa tenuiflora	Fabaceae
Tianguispepetla	Alternanthera repens	Amarantaceae
Tila	Tilia platyphyllos	Malvaceae
Tomate verde	Physalis philadelphica	Solanaceae
Tomillo	Thymus vulgaris	Labiadas
Tormentilla	Potentilla	Rosáceas
Toronjil (melisa)	Melissa officinalis	Labiadas
Toronjil azul	Drococephalum moldavica	Labiadas
Toronjil blanco, rojo	Agastache mexicana	Labiadas
Tronadora	Tecoma stans	Bignoniaceae
Tumbavaquero	Ipomoea stans	Convolvulaceae
Tuya	Thuja occidentalis	Cupressaceae
Uña de gato peruana	Uncaria tomentosa	Rubiaceae
Vainilla	Vanilla planifolia	Orquidáceas
Valeriana	Valeriana officinalis	Caprifoliaceae

Nombre común	Nombre científico	Familia
Vara de oro (solidago)	Solidago virga-aurea	Compuestas
Verbena	Verbena officinalis	Verbenaceae
Verdolaga	Portulaca oleracea	Portulacaceae
Vid (uva)	Vitis vinifera	Vitaceae
Violeta	Viola odorata	Violaceae
Violeta trinitaria	Viola tricolor violaceae	Violaceae
Yoloxóchitl	Talauma mexicana	Magnoliaceae
Zanahoria	Daucus carota	Umbeliferae
Zapote	Casimiroa edulis	Rutaceae
Zarzaparrilla	Smilax aspera	Smilacaceae

Agradecimientos

Estoy parada en un campo sembrado de gratitud por las semillas depositadas en tierra fértil de sus sembradores: Yanitsa y Nicolás: la energía femenina de la savia y el espíritu vital de la hierba de san Juan. Gracias también a Hawk, el halcón que cruzó el cielo para esparcir con su vuelo la semilla del árbol que se convertirá en el sauce que veré crecer: Mónica Willow.

Mi gratitud al búho que permanece despierto, fiel a su esencia, para cuidar mi descanso; su mirada me vigilia en el día para proteger la velocidad de mis movimientos con el vuelo de sus alas; con su inteligencia me observa orgulloso y me alienta a volar más alto con el profundo sonido de su canto: Sergio, gracias por tu amoroso acompañamiento.

Dicen que no hay escritor sin editor. Cuando Yanitsa estudiaba la licenciatura en Lengua y Literatura Hispánicas, la casa estaba continuamente visitada por jóvenes que entraban y salían. Había uno en particular que ella admiraba: un muchacho muy serio y delgado, dedicado al estudio con meticulosidad y que soñaba con ser poeta. Nunca imaginé —uno jamás piensa que las personas del presente en realidad pertenecen al futuro— que me encontraría con él veinte años más tarde, en la misma ciudad en la que ahora vivo, para pedirle que fuera mi editor.

Lo recibí una tarde de sol intenso, como todas las tardes de Querétaro. Estaba igual: ni una arruga, ni una cana, ni un kilo de más. Nos abrazamos.

—Jorge, ¿te metiste a un congelador o tienes un pacto secreto?

—Para nada, Marián. No tardan en salirme unos cuantos cabellos blancos. Esto de ser padre de familia y maestro en la universidad no es fácil. Un día me van a cobrar las facturas vencidas.

Y así inició una relación en la que yo no era la mamá de su amiga y él llegaba a mi casa, se sentaba muy serio (eso tampoco había cambiado), sacaba su computadora y discutíamos sobre el asunto que nos mantenía unidos: la edición de *Herbolaria*. En un principio, los encuentros eran cansados e incluso aburridos. Pero un día en que ambos editábamos el documento en Drive me di cuenta de cómo se frotaba las manos y apretaba la mandíbula: estaba desesperado; quería tomar la acción que todo escritor hace: mover los dedos en el teclado. Lo comprendí. Mis manos se alejaron de la computadora y le dije:

—Vas.

—¿Cómo?

—Te toca, escribe tú. Yo dicto.

—Gracias —me dijo con una sonrisa que le transformó el rostro.

A partir de ese momento surgió un juego compartido: el del niño poeta que juega a escribir con la niña que se divierte escribiendo sobre lo que observa. Gracias, Jorge Bárcenas, por aceptar seguir en el juego. Veremos cuántas tiradas más nos da la vida para crear tableros.

Finalmente, quiero agradecer a los pacientes y alumnos que han inspirado los relatos que aderezan cada capítulo, como la mejor tizana de flores para sanar el alma, especialmente a Cristina Méndez. También agradezco a la editorial Penguin Random House y Ángela Olmedo, por la confianza que continúan depositando en mí. Gracias a ustedes, es posible cosechar lo que sembramos juntos, como aliados en la sanación del mayor número de personas.

Querido lector:

Gracias por haber leído el libro *Herbolaria. Una aliada para tu sanación.*
Gracias por establecer una vinculación con la madre tierra y con lo que ella nos ofrece con amor y generosidad.
Gracias por tu compromiso en la sanación holística.
Por ser un fiel lector del libro *Herbolaria*, te comparto una serie de recetas para dar un poco más de apoyo a tu bienestar, al que todos tenemos derecho: de belleza, que nos encanta; de energía, para estar en equilibrio; y de nuestro ambiente, para hacer de nuestro espacio un lugar con armonía.
Te recuerdo que en la intimidad de tu esencia eres el alquimista que honra la generosidad de nuestra madre, la Tierra, cuando utilizas sus productos para el bienestar de tu vida personal y el de tu comunidad. Ella es tu mejor aliada.
Te invito a regresar a nuestra madre, la Tierra, un poco de lo mucho que ella nos da a través del cuidado cotidiano: utiliza productos biodegradables, separa la basura, cuida el agua y siembra hortalizas, plantas, flores y árboles. Cada acción, por mínima que sea, es de gran valor y una contribución en el restablecimiento de su equilibrio.
Una vez dicho esto, con todo mi amor y gratitud, te doy la bienvenida a la sección especial de "Recetas herbolarias", continuidad del libro *Herbolaria*.

Marián de Llaca

Herbolaria de Marián de Llaca
se terminó de imprimir en el mes de febrero de 2024
en los talleres de Diversidad Gráfica S.A. de C.V.
Privada de Av. 11 #1 Col. El Vergel, Iztapalapa,
C.P. 09880, Ciudad de México.